¿Qué me está pasando ahí abajo?

Hablemos de sexo

Soy un adolescente

Respuestas fáciles a preguntas difíciles

El Tercer Nombre

Título original: *What's going on down there?*
© 1998 by Karen Gravelle
© 1998 by Robert Leighton (Ilustraciones)
Traducción: Mariana Vera y Magdalena Porro
This book is published or reprinted with the permission of Walker & Company
© de esta edición: 2005, El tercer nombre, S.A.
Duque de Medinaceli, 12 - 1º Madrid 28014

Servicios editoriales: aporta edición y comunicación, S.L. tel. 91 369 75 30
Diseño del libro y portada: Dede Cummings
Ilustración de portada: Robert Leighton

I.S.B.N.: 84-934436-4-6
Depósito legal: M 33546-2005
Printed in Spain - Impreso en España por Top Printer

¿Qué me está pasando ahí abajo?

Hablemos de sexo

Soy un adolescente

Respuestas fáciles a preguntas difíciles

Karen Gravelle
con Nick y Chava Castro

Traducción: Mariana Vera y Magdalena Porro

Ilustraciones: Robert Leighton

Sin la ayuda de los hombres y de los jóvenes que compartieron conmigo sus pensamientos y experiencias sobre la pubertad, este libro hubiera sido mucho más breve y menos interesante. Les agradezco a todos, y les agradezco también a Ingebord Schraft-Hoffman y a Radoslav Jovanovic por la ayuda que me han brindado.

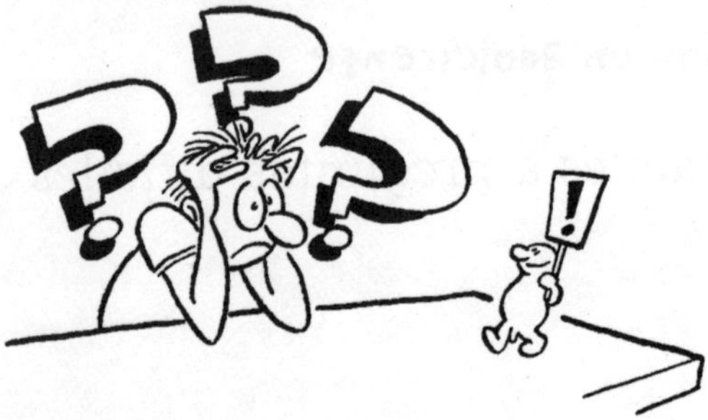

Una nota de Karen
con Nick y Chava Castro

Como no soy un muchacho, no estaba segura de qué inquietudes tienen los varones que están atravesando la pubertad. Por eso decidí preguntarles a dos expertos: Chava Castro, de trece años de edad, y su hermano Nick, de once. Ambos tuvieron educación sexual en la escuela, pero sentían que muchas de sus preguntas no habían sido contestadas. Tenían dudas sobre otros temas, pero no querían plantearlas en público. Por lo tanto, pensaron que un libro como éste era una muy buena idea y aceptaron ayudarme a escribirlo. Esto es lo que opinaron con respecto al trabajo en *¿Qué me está pasando ahí abajo? Soy un adolescente.*

Chava: Realmente me divertí y aprendí mucho. En mi clase de educación sexual, la maestra nunca nos dijo (y tampoco estaba en los libros) que no puedes eyacular y orinar al mismo tiempo.

¡Eso no era algo que se podía dejar de lado! Estaba muy preocupado por este tema hasta que, finalmente, le pregunté a mi madre. También fue un alivio saber que los varones pasan por periodos de cambios emocionales durante la pubertad y que yo no era diferente por sentirme así. Este libro será fantástico para leer en privado, porque me daría mucha vergüenza tener que plantear preguntas en clase. ¡Seguramente, todos se reirían o se burlarían de mí!

Nick: Me gustó ayudar a escribir este libro porque en las clases de educación sexual de la escuela no me explicaron lo suficiente sobre mi cuerpo. Tengo suerte de que mi madre sea enfermera, pero al trabajar en el libro se me ocurrieron cosas que me había olvidado de preguntarle y sobre las que estaba confundido. La mejor forma de aprender no siempre es preguntarles a tus amigos, porque ellos pueden tener fuentes de información un poco extrañas. Por ejemplo, ¡uno de mis amigos jura que los espermatozoides se mueren si andas mucho en bicicleta! Al menos ahora sé que todos los varones pasan por estos cambios, no sólo yo.

Introducción

Si eres varón y tienes entre diez y catorce años, probablemente no necesites que un libro te diga que tu cuerpo está empezando a cambiar. Aunque aún no hayas notado una gran diferencia en ti mismo, tal vez hayas observado cambios en algunos de tus amigos.

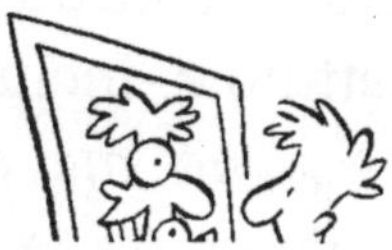

Por ejemplo, quizá los muchachos que tenían tu misma estatura de pronto son mucho más altos que tú, o tal vez eres tú quien está creciendo más que tus compañeros. Algunos quizá se dieron cuenta de que sus hombros se están ensanchando y de que todo su cuerpo parece más musculoso. Por primera vez, les empiezan a crecer vellos oscuros en las axilas y sobre los labios.

En la mayoría de los casos, los varones de tu edad están ansiosos de que se produzcan estos cambios o por lo menos se sienten a gusto con ellos.

Pero hay otros cambios que no son agradables y ésa es una de las razones por las que los adolescentes se preguntan si crecer es algo tan bueno. A muchos les empiezan a salir granitos en la cara, y a nadie le gusta que eso pase. O puede suceder que, justo en medio de una conversación, la voz de pronto se vuelva aguda y chillona.

Todos estos cambios, tanto los que deseas que ocurran como los que no, resultan evidentes para los demás. Pero sólo tú notarás algunos de los más importantes. Por ejemplo, alrededor de los once o doce años (un poco más o un poco menos), el pene del varón empieza a verse distinto, a sentirse distinto e, incluso, a actuar distinto.

¿Qué me está pasando ahí abajo? Soy un adolescente te va a ayudar a comprender estos cambios: cuáles son sus causas, cuándo se supone que van a ocurrir y qué hacer con los que te preocupan. Todos se relacionan entre sí y tienen que ver con el hecho de que te estás convirtiendo en un hombre. Entonces, empecemos por ver cuáles son las cosas que te hacen ser varón.

CAPÍTULO 1

Tu cuerpo

Lo que hace que una persona sea varón o mujer tiene que ver con la reproducción, con tener hijos. Por lo tanto, estas diferencias se refieren a los órganos genitales o sexuales, aquellas partes del cuerpo que hacen posible que una persona se reproduzca.

Como tal vez ya sepas, para formar un bebé se necesitan un hombre y una mujer. Esto se debe a que la mitad de las instrucciones necesarias para formar el cuerpo del bebé provienen del hombre y la otra mitad, de la mujer. Estas instrucciones están dentro de los espermatozoides del hombre y de los óvulos de la mujer. Para que el cuerpo del bebé se desarrolle, un espermatozoide y un óvulo tienen que unirse dentro del cuerpo de la mujer. Veremos este tema en el capítulo 6. Ahora, prestemos atención a los genitales, los órganos que te hacen ser varón.

Los genitales

Algunos de los órganos genitales del varón, como el pene y los testículos, son fáciles de ver porque son grandes y sobresalen del cuerpo. Pero también hay varios órganos reproductores internos que, probablemente, no sepas que existen. Todos los órganos sexuales, ya sea internos o externos, cumplen una función determinada para que puedas tener hijos.

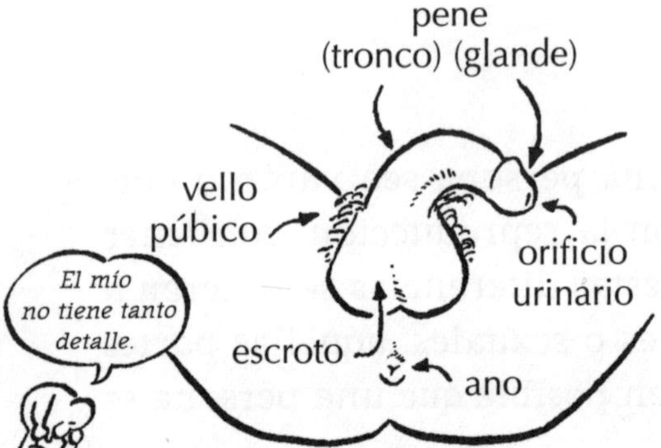

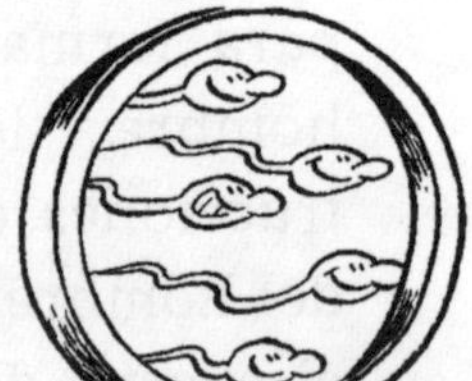

Testículos y escroto

Los testículos son dos órganos con forma de nuez que se ubican en un saco de piel arrugada que cuelga entre las piernas del varón. Su función es producir espermatozoides, pequeñas células que, miradas a través de un microscopio, son como diminutos renacuajos con una cola que les permite nadar.

El saco en el que se encuentran los testículos se llama escroto. Como los niños de corta edad no tienen espermatozoides, los testículos y el escroto son pequeños. Pero cuando el niño se convierte en hombre, estos órganos crecen y los testículos comienzan a producir espermatozoides.

Tal vez te estés preguntando cómo hacen los espermatozoides para llegar desde el saco que cuelga entre las piernas del hombre al interior del cuerpo de una mujer. Ahí es donde intervienen el pene y los órganos sexuales internos.

Pene

Probablemente ya sabes mucho acerca del pene: es la parte del cuerpo que usas para orinar, o hacer pis. Pero también tiene otra función. Cumple un papel muy importante en la capacidad de tener hijos, ya que permite que los espermatozoides del hombre dejen su cuerpo y entren en el de una mujer. El pene también es la fuente de la mayoría de las sensaciones placenteras que experimenta un hombre cuando tiene relaciones sexuales.

Primero, por supuesto, los espermatozoides tienen que llegar desde los testículos hasta el pene.

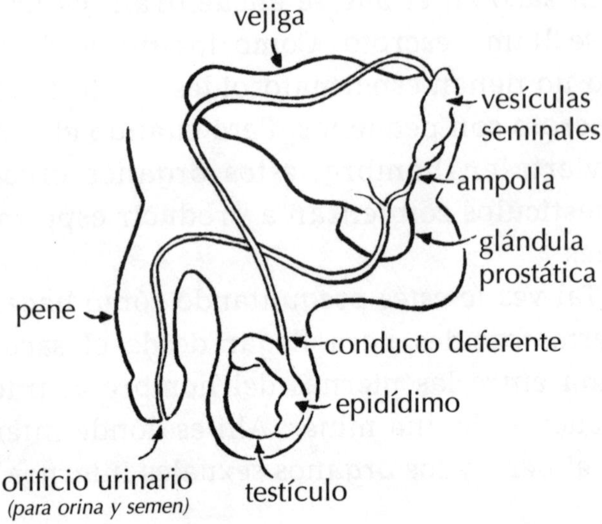

De los testículos al pene

Existen varios órganos y conductos internos que conectan los testículos con el pene. En la parte superior de cada testículo hay un órgano llamado epidídimo. Los espermatozoides pasan de los testículos, donde se producen, al epidídimo, en el que maduran o crecen. Una vez que están maduros, viajan a lo largo del conducto deferente hasta una especie de depósito llamado ampolla, en donde se almacenan. Por suerte, el conducto deferente tiene músculos que empujan a los espermatozoides. A estas alturas de su vida, los espermatozoides no son expertos nadadores y no podrían llegar desde el epidídimo hasta la ampolla por sus propios medios.

Cerca de la ampolla hay dos órganos más: las vesículas seminales y la glándula prostática. Ambos producen fluidos que les dan energía a los espermatozoides y los ayudan a moverse por el pene. En la ampolla, el conducto deferente se conecta con la uretra, un conducto que está dentro del pene, el mismo por el que sale la orina.

La circuncisión

Todos los bebés varones nacen con genitales parecidos. Sin embargo, poco después del nacimiento, algunos padres deciden hacerles una circuncisión. Puedes saber si estás circuncidado mirando tu pene. Algunos varones tienen piel suelta en la cabeza del pene, que se desliza hacia

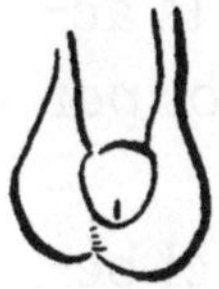
Con circuncisión

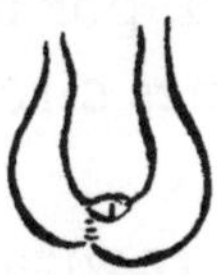
Sin circuncisión

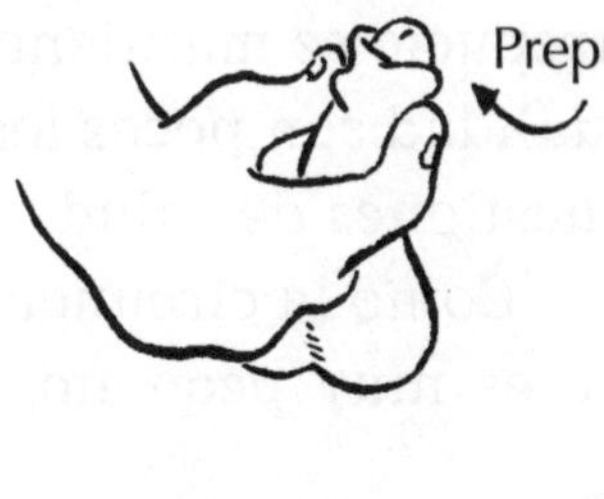

atrás y deja el extremo al descubierto. Esta piel suelta se llama prepucio y si todavía lo tienes, es que no te han hecho una circuncisión.

Otros niños no tienen esta piel porque fue eliminada, o circuncidada, poco después de nacer. Si el extremo de tu pene siempre está descubierto, es que te han hecho una circuncisión. El hecho de que tengas o no prepucio no cambia para nada el funcionamiento del pene. Ambas clases de penes (circuncidados o sin circuncisión) se comportan exactamente de la misma manera.

Te estarás preguntando por qué algunos padres deciden circuncidar a sus hijos y si éstos sienten dolor durante la intervención. Los niños de familias judías o musulmanas son circuncidados por motivos religiosos. Pero también hay otras razones para realizar esta intervención. Como al cortar el prepucio se evita que los gérmenes se acumulen debajo de él, en el pasado se circuncidaba a muchos niños para prevenir enfermedades. Sin embargo, si se realiza una higiene cuidadosa y frecuente, la zona debajo del prepucio se mantiene limpia, por lo que en la actualidad son pocos los varones circuncidados por cuestiones de salud.

Como la circuncisión se realiza cuando el bebé es muy pequeño, al crecer, los niños no recuerdan si fue doloroso o no. Los bebés lloran durante la intervención, por lo que sabemos que debe dolerles un poco. Pero como sólo lleva unos minutos y los bebés dejan de llorar casi de inmediato, sabemos que el dolor no dura mucho.

CAPÍTULO 2

Cambios del cuerpo

Todos los cambios de los que hablamos en este libro tienen algo en común. De una forma u otra, te ayudan a crecer y a convertirte en un hombre que puede tener hijos y cuidarlos. La época de la vida en la que el cuerpo pasa por todos estos cambios se llama pubertad. En los varones, comienza entre los diez y los catorce años, y finaliza alrededor de los dieciséis o dieciocho.

Cambios en los genitales

Como la pubertad tiene que ver con la reproducción, es natural que involucre a los órganos genitales o sexuales.

Los cambios tempranos

Durante la infancia, los genitales crecieron; pero aunque el tamaño ha aumentado un poco, el aspecto no varió mucho de un año a otro.

Sin embargo, a medida que un varón entra en la pubertad, unas sustancias químicas llamadas hormonas comienzan a indicarle al cuerpo que debe crecer de una manera diferente. Las hormonas son producidas por el cerebro y por otros órganos, y guían el desarrollo sexual tanto de los varones como de las mujeres. La hormona más importante responsable del desarrollo de los varones se denomina testosterona.

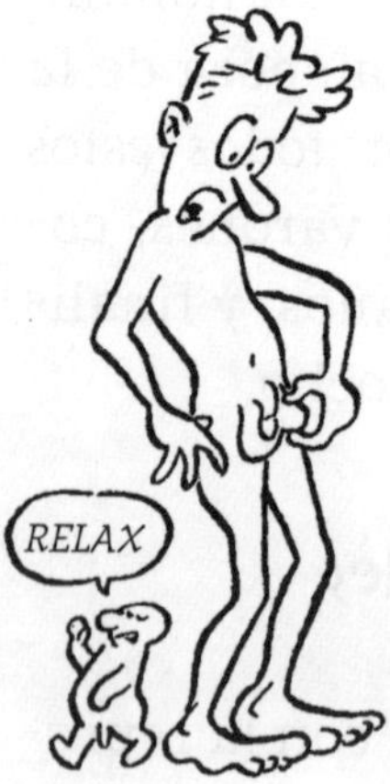

Como respuesta a las señales que envían estas hormonas, los genitales de un varón no sólo crecen con mayor rapidez, sino que también cambian. Lo primero que se nota es que los testículos aumentan de tamaño y el escroto cuelga más. Pero en vez de crecer en forma pareja, los dos testículos se van diferenciando. Uno se vuelve más grande y baja más que el otro.

Si no sabes que esto es normal, puedes sentirte preocupado al notar la diferencia. Los varones suelen pensar que el testículo más grande tiene algún problema o que el más chico ya no va a crecer más. Pero hay una buena razón para que un testículo empiece a colgar más que el otro. Como sabrás por experiencia propia, duele mucho golpearse un testículo. Si siguieran creciendo uno a la par del otro, no habría espacio suficiente para ambos entre las piernas. Al caminar, podrían chocarse o aplastarse uno contra el otro, lo cual sería muy doloroso. Pero como un testículo está más abajo, esto no sucede.

Tampoco tienes que preocuparte si uno de los testículos se vuelve más grande. Por lo general, el que cuelga más abajo también crece con mayor rapidez. Con el tiempo, el otro lo alcanzará y, cuando tu desarrollo haya terminado, ambos tendrán prácticamente el mismo tamaño.

Durante la pubertad, los testículos incluso pueden cambiar de posición, de modo que el que se encontraba arriba termine colgando más abajo.

A medida que los testículos crecen, la piel del escroto se vuelve más holgada, más arrugada y más oscura. El pene, por su parte, no cambia mucho al principio.

Si bien estos primeros cambios comienzan cuando el varón tiene entre once y doce años, en algunos se inician alrededor de un año antes o uno después. El hecho de que algunos entren en la pubertad más temprano no significa que serán más viriles que otros cuya pubertad empieza más tarde, ni tampoco que su desarrollo termine primero.

Otros cambios

A medida que el varón crece, el pene también empieza a desarrollarse con mayor rapidez y aumenta de tamaño. Los testículos y el escroto siguen creciendo, y los tres órganos genitales se ponen un poco más oscuros. Los genitales se desarrollarán hasta que el pene llegue a medir entre 9 y 11,5 centímetros y los testículos tengan unos 4,5 centímetros de largo. Por supuesto que algunos varones tendrán genitales un poco más grandes y otros, un poco más pequeños. Por lo general, los genitales alcanzan su desarrollo completo alrededor de los dieciséis años, pero en algunos varones este crecimiento se alcanza un año antes o uno después.

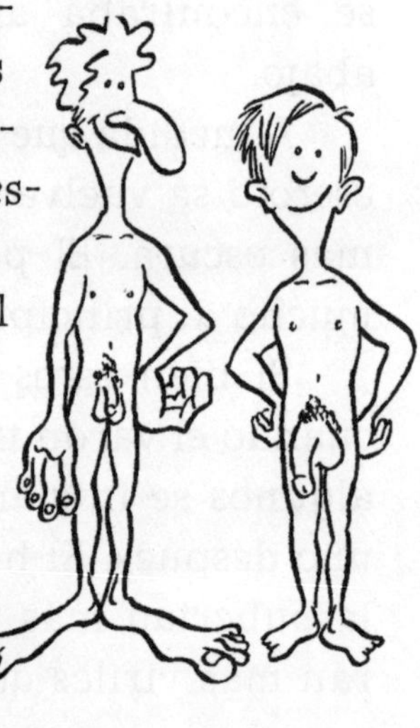

Hablando del tamaño del pene, seguramente habrás oído bromas acerca de hombres que tienen el pene pequeño o incluso historias exageradas de otros que lo tienen de gran tamaño. También te habrán dicho que los hombres de ciertas razas o grupos étnicos tienen penes más grandes que el resto o que se puede adivinar el tamaño del pene de un hombre según el tamaño de los pies, la nariz o alguna otra parte del cuerpo. Tal vez, si eres como muchos de los otros varones, hayas tratado de espiar los penes de tus amigos para compararlos con el tuyo. Esto es totalmente comprensible. Después de todo, considerando lo que se dice acerca del tamaño del pene, ¿por qué no ibas a preocuparte porque el tuyo fuera demasiado pequeño?

Pero antes de que te quedes pensando en el tamaño que alcanzará tu pene, veamos cuáles son los hechos. En primer lugar, los penes chicos funcionan tan bien como los grandes. En segundo lugar, en el momento de tener relaciones sexuales, todos aumentan de tamaño y se ponen rígidos o erectos (hablaremos más sobre la erección en el capítulo 3). Cuando esto sucede, los penes pequeños suelen crecer más que los grandes. Esto significa que las diferencias de tamaño por lo general se emparejan cuando los hombres tienen relaciones sexuales.

El tamaño del pene tampoco determina la cantidad de hijos que puede engendrar un hombre ni la facilidad con que puede dejar embarazada a una mujer. Por último, a diferencia de lo que tal vez hayas oído, el tamaño del pene no tiene ninguna relación con el hecho de que las mujeres se sientan atraídas por ti o de que las puedas satisfacer sexualmente. De modo que si el tamaño del pene no influye en nada, ¿qué importancia tiene si el tuyo es más grande o más pequeño? ¡Ninguna!

Y hablando de esto, las características raciales o étnicas no tienen nada que ver con el tamaño del pene, y nadie puede adivinar cuánto mide el tuyo mirándote los pies, la nariz o alguna otra parte del cuerpo. (Si esto fuera posible, los hombres se cuidarían mucho de andar mostrando los pies o la nariz en público.)

Más vello

Otro de los cambios que advertirás es el crecimiento de vello donde antes no había nada: en el rostro, en las axilas y, por lo general, en el pecho. En algunos varones, el vello también crece en los hombros, la espalda y el estómago. Además, casi todos comienzan a notar que el vello de los brazos y de las piernas se vuelve más grueso y oscuro.

En tanto que este vello es visible para los demás, los primeros "pelitos" aparecerán en un lugar donde sólo tú los ves: en la base del pene. Este vello se denomina vello púbico y, para algunos niños, es el primer signo de pubertad. Sin embargo, en la mayoría de los varones no aparece hasta que los testículos han empezado a crecer.

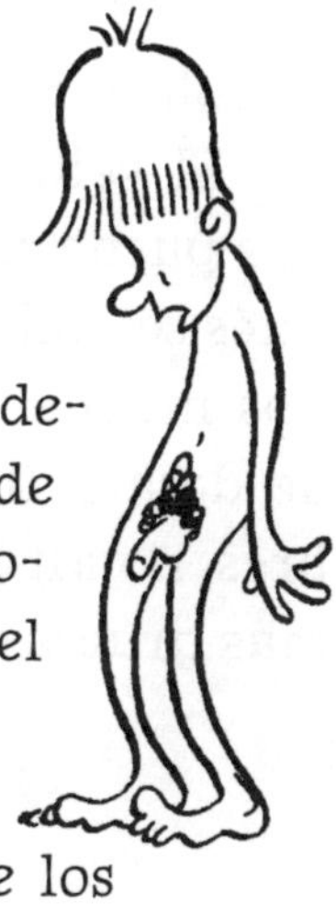

A medida que un muchacho se desarrolla, el vello púbico se extiende desde la base del pene hacia el escroto y hacia una zona triangular en el bajo abdomen, justo por encima del pene. En algunos varones, también crece en la cara interna de los muslos e, incluso, puede aparecer formando una línea hacia el ombligo.

Si tienes cabello lacio y claro, te sorprenderá que tu vello púbico sea bastante distinto. No importa el color ni la textura del cabello; el vello púbico por lo general será más oscuro y rizado.

Por el contrario, el vello de la cara no crece hasta que los genitales están bien desarrollados. Es por eso que la mayoría nota el crecimiento del bigote entre los catorce y los dieciséis años. El pelo en las patillas y en el mentón aparece un poco más tarde. Al igual que el vello púbico, la barba y el bigote suelen ser de distinto color que el cabello, en especial si eres rubio o pelirrojo. Más o menos al mismo tiempo que te empieza a crecer el vello en la cara, también empezará a desarrollarse en las axilas.

El vello de la cara y del cuerpo es lo único que puede seguir cambiando aun después de que estés sexualmente maduro. Por ejemplo, en algunos muchachos, el vello púbico sólo se termina de desarrollar a los veinte años, y ciertos hombres notan que sus barbas se siguen poniendo más gruesas ¡cuando tienen treinta!

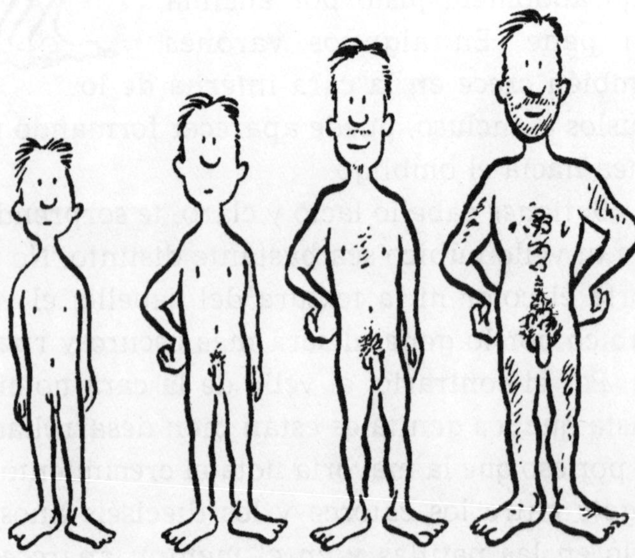

Aunque no es posible determinar cuánto vello te crecerá, la cantidad está en parte determinada por la raza. Por lo general, los hombres blancos suelen tener más vello; los asiáticos o los aborígenes americanos, menos, y los hombres de ascendencia africana, una cantidad intermedia.

Muchos varones están ansiosos de que llegue el momento de afeitarse, puesto que esto constituye una parte de su transformación en hombres. Otros se afeitan porque la barba y el bigote no se han desarrollado por completo y sienten que su vello es ralo y poco atractivo. Como después de afeitarse el vello crece más grueso y oscuro, algunos varones lo hacen para lograr que su barba sea más notoria. Otros no tienen ninguna intención de afeitarse barba y bigotes; se sienten orgullosos y les gusta cómo les queda.

Queda en ti decidir si quieres afeitarte o no. Pero si empiezas a hacerlo, asegúrate de usar una hoja limpia y en buen estado, y ten mucho cuidado cuando te afeitas alrededor de un granito, porque un corte accidental puede causar una infección y dejarte una cicatriz. El uso de jabón o espuma de afeitar contribuye a que la maquinilla se deslice suavemente, con lo que todo resulta más práctico y sencillo. En los varones que tienen barba y bigotes muy rizados, como los afroamericanos, suelen formarse pequeños bultos en la cara después de afeitarse, en especial en el mentón y el cuello. No se trata de granitos, sino de pelos que crecen debajo de la piel, y cuando logran salir, los bultos desaparecen. Si te resultan molestos, puedes usar hojas de afeitar que corten el pelo al ras y no desde la raíz; de este modo, evitarás el problema.

Más altura y más músculos

¿Has notado cómo las niñas, que antes tenían tu misma altura, de pronto se han convertido en las más altas de la clase? Este crecimiento vertiginoso, conocido como "el estirón", es uno de los primeros signos de la pubertad en las mujeres. Los varones también pasan por un periodo de crecimiento rápido, pero suele producirse más tarde, alrededor de los trece o catorce años. Por lo tanto, durante un tiempo y hasta que las alcancen, los varones tienden a ser más bajos que las mujeres.

Hay una buena razón por la cual esto se denomina "el estirón". Una vez que empieza, los varones (y las mujeres) crecen a un ritmo mayor que antes. Los niños aumentan unos cinco centí-

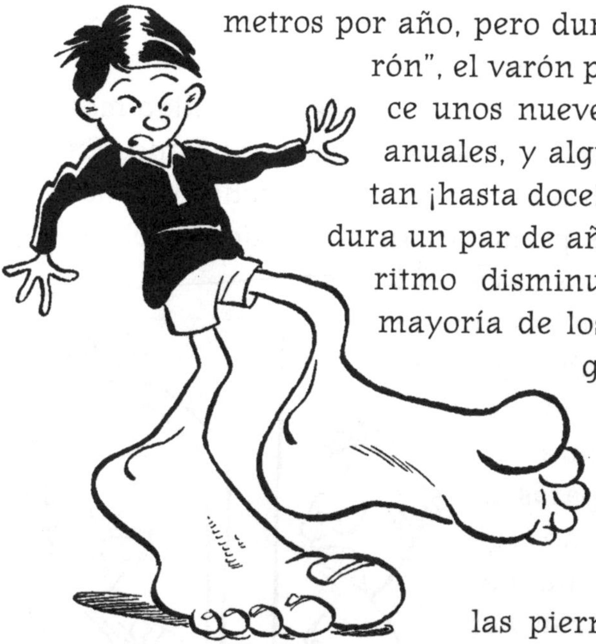

metros por año, pero durante el "estirón", el varón promedio crece unos nueve centímetros anuales, y algunos aumentan ¡hasta doce! Este periodo dura un par de años y luego el ritmo disminuye, pero la mayoría de los varones sigue creciendo a un ritmo menor hasta los veinte años. Los brazos, las piernas y, en especial, los pies, se desarrollan sumamente rápido. Aquellos varones cuyos pies comienzan a crecer antes que el resto del cuerpo temen que este proceso no se detenga y que alcancen un tamaño totalmente desproporcionado. Por suerte, los pies son los primeros en dejar de crecer, de modo que cuando finaliza el "estirón", el tronco y las extremidades los habrán alcanzado.

A la vez que aumenta en estatura, el cuerpo de un varón se vuelve más musculoso y también cambia de forma. Los hombros se ensanchan y el pecho se desarrolla, cambios que los varones esperan con ansiedad.

Hablando del pecho, también pasa algo más que probablemente no te entusiasme tanto. En algún momento de la pubertad, muchos varones notan que los pechos están hinchados y doloridos. En algunos casos, la hinchazón puede ser bastante notoria. Si no sabes que este proceso es normal y temporal, seguramente te preocuparás al ver que tu pecho crece como el de una niña. La hinchazón y el dolor desaparecen con el tiempo, pero puede tardar alrededor de un año. Mientras tanto, trata de ser paciente y recuerda que muchos otros varones están pasando por lo mismo que tú, aunque no lo admitan.

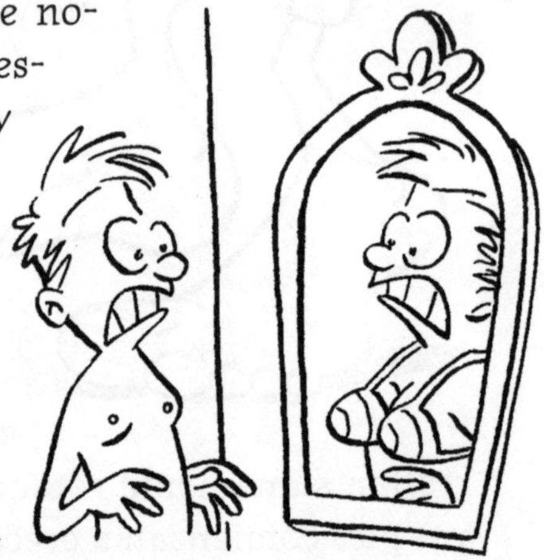

Granitos

Aunque los varones están ansiosos por ser más altos y musculosos o por que les crezca el bigote, algunos de los cambios que se producen en la piel durante la pubertad no son tan bienvenidos. Por ejemplo, nadie se siente contento con la aparición de granitos.

Durante la pubertad, las glándulas sebáceas de la piel se vuelven más activas y producen grandes cantidades de grasa o sebo. Cuando esta grasa tapa los poros, se origina un punto negro.

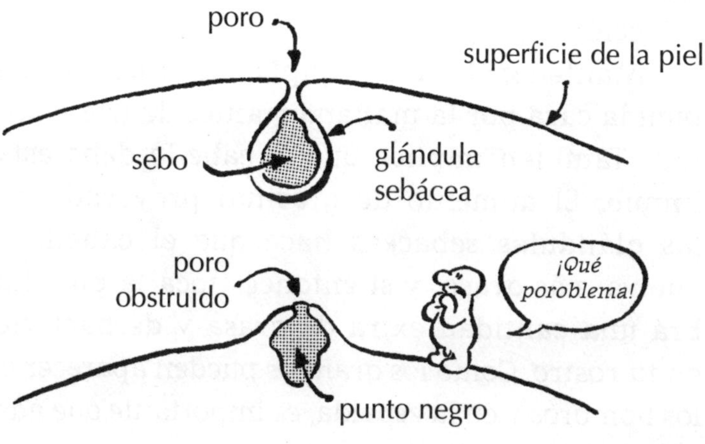

Si un poro obstruido se inflama o se infecta, se forma un granito. Éstos pueden aparecer de tanto en tanto en la frente, la nariz y el mentón o, en los casos graves de acné, cubrir todo el rostro y hasta extenderse a los hombros, la espalda y el pecho.

Dado que es muy extraño que alguien –ya sea varón o mujer– pase por la pubertad sin tener granitos, es bueno saber qué hacer con ellos.

La mejor manera de evitar que los poros se obstruyan con grasa y se infecten es mantener limpia la piel. De esa forma, habrá menos posibilidades de que la grasa se acumule en la superficie, e incluso si esto ocurre, habrá menos bacterias en la zona que puedan producir una infección.

Mantener la piel limpia significa lavarte bien la cara por la mañana y antes de irte a dormir. También implica que el cabello debe estar limpio. El aumento de grasitud provocado por las glándulas sebáceas hace que el cabello se vuelva más graso, y si entonces toca la piel, habrá una cantidad extra de grasa y de bacterias en tu rostro. Como los granitos pueden aparecer en los hombros y en la espalda, es importante que además mantengas limpias estas áreas.

Al igual que muchos otros muchachos, tal vez te sientas tentado de reventar los granitos cuando aparecen. Ésta es una mala idea, porque si lo haces, pueden quedarte cicatrices permanentes. Sin embargo, la mayoría de los varones no se detiene ante este hecho. Por lo tanto, antes de reventar un granito, es importante que primero te laves las manos y limpies la zona que lo rodea para evitar que se infecte. Mantener limpia la piel es fundamental, pero a veces no basta. Si te lavas bien la cara pero los granitos siguen apareciendo, es bueno que sepas que hay varios productos que puedes comprar en las farmacias que te ayudarán a controlar este problema. Claro que en caso de que el acné sea grave, esto no te servirá de mucho.

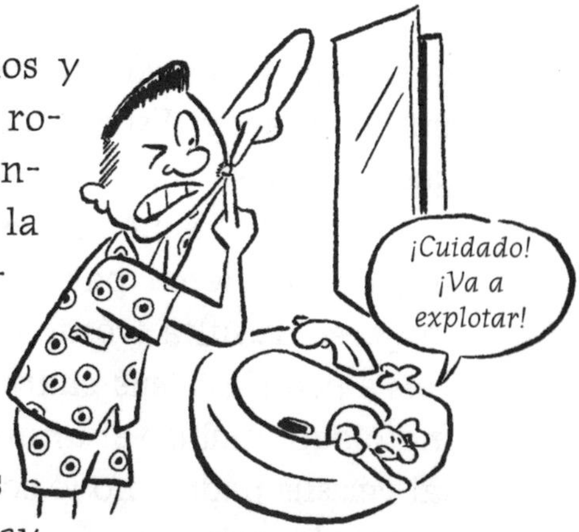

El acné severo no es broma, porque puede hacer que te sientas avergonzado y muy poco atractivo. También pueden quedarte cicatrices incluso después de que haya desaparecido. Aunque cuando el cuerpo termina de desarrollarse los granitos y el acné quedan en el olvido, esto puede llevar demasiado tiempo. Mientras tanto, no es de gran ayuda saber que el problema desaparecerá a los veinte años. Por eso es importante tener presente que los dermatólogos, médicos especialistas de la piel, tratan los problemas de acné. Un dermatólogo trata los puntos negros adecuadamente y puede recetarte determinados medicamentos para disminuir o eliminar el acné. Estos productos son más efectivos que los que se venden en las farmacias sin receta.

Si bien el acné representa, por lo general, un mayor problema para los varones que para las mujeres, resulta irónico que ellos sean más reacios a pedirles a sus padres que los lleven a un dermatólogo. Incluso si un muchacho quiere hacerlo, tal vez sus padres no lo consideren necesario, y esto puede deberse a que, en nuestra cultura, se acepta más abiertamente que sean las mujeres las que cuidan su aspecto. Por el contrario, se supone que los varones serán capaces de pasar este problema por alto y no preocuparse.

Lo cierto es que cualquier varón que tenga acné te lo puede decir: le molesta. Si tienes acné y esto afecta la manera en que te sientes con respecto a ti mismo, explícaselo a tus padres. Cuando ellos sepan lo importante que es este problema para ti, seguramente querrán ayudarte a resolverlo.

Transpiración

Al igual que las glándulas sebáceas, las glándulas sudoríparas también se vuelven más activas durante la pubertad. Los varones que han entrado en este periodo no sólo transpiran más que antes, sino que su transpiración comienza a oler como la de un adulto. Como resultado, a muchos les empieza a preocupar que su cuerpo tenga un olor desagradable. En la mayoría de los casos, es suficiente con bañarse una vez al día y ponerse ropa limpia. Pero también puedes utilizar desodorantes o antitranspirantes: los primeros eliminan el olor, en tanto que los segundos evitan que se produzca transpiración.

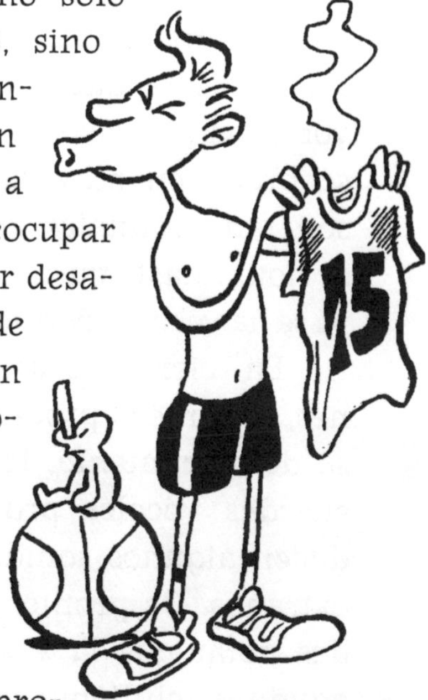

También notarás que, en la zona de los genitales, la piel está más húmeda o tiene un olor levemente distinto del que tenía cuando eras más pequeño. Esto se debe a que las glándulas sebáceas y sudoríparas también se han vuelto más activas en esta zona. En este caso, para evitar cualquier problema de olor, será suficiente con que te laves los genitales al bañarte y que uses ropa interior limpia.

Cambios de la voz

Durante la pubertad, las cuerdas vocales se alargan y se hacen más gruesas, con lo cual la voz se vuelve más grave. A veces, estos cambios se producen muy rápido pero, por lo general, son tan graduales que no se notan hasta que la voz ya se ha vuelto más grave.

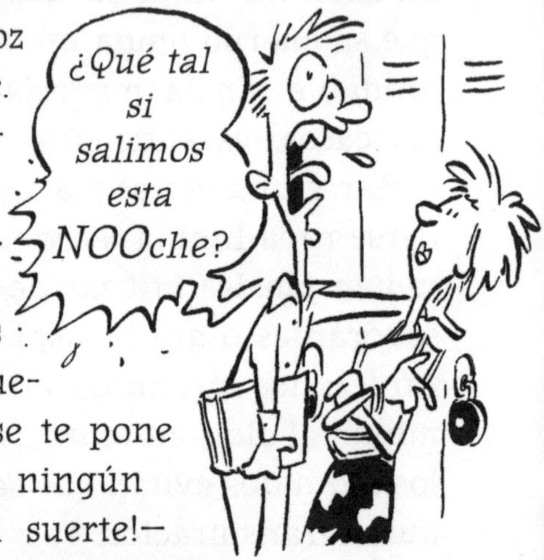

En ciertas ocasiones, durante el proceso de crecimiento, las cuerdas vocales producen algunos sonidos extraños. De pronto puedes notar que la voz se te pone aguda y chillona sin ningún motivo. Y —¡qué mala suerte!— esto suele suceder en los momentos en que quieres gustarle a alguien. Afortunadamente el problema es temporal. Tan pronto como las cuerdas vocales estén completamente desarrolladas, estos cambios desaparecerán.

Puedes comprobar por ti mismo que las cuerdas vocales están creciendo. A medida que lo hacen, empujan la nuez de Adán hacia fuera, de modo que ésta se hace más visible.

¿Cuándo empieza tu pubertad?

Es interesante saber cuándo la mayoría de los varones entra en la pubertad y cuándo alcanza el desarrollo completo. Pero es probable que quieras saber cuándo te pasarán estas cosas a ti. Aunque nadie puede contestar a esta pregunta sólo conociendo tu edad, los médicos tienen una forma de determinar si ya has entrado en la pubertad y, de ser así, en qué parte del proceso te encuentras. Ellos utilizan una serie de recipientes con forma de cuchara para medir tus testículos. Estos recipientes se denominan orquidómetro *(orquido* viene del griego y significa "testículo").

Las formas ovaladas de la figura (página 41) son planas, pero un orquidómetro es tridimensional. A pesar de esto, podrás hacerte una idea aproximada de si has entrado en la pubertad o no comparando el tamaño de tus testículos con los del dibujo. Si tienen el tamaño de uno de los tres primeros óvalos, todavía no has entrado en la pubertad. Pero si alcanzaron el tamaño del cuarto, significa que ya has empezado a desarrollarte sexualmente.

La mayoría de los varones notan que el pene comienza a crecerles cuando los testículos tienen un tamaño similar al del sexto u octavo óvalo.

Pero una vez más, no hay reglas fijas. Los testículos de los hombres que ya han completado su desarrollo tienen el tamaño del octavo óvalo. Si los tuyos tienen ese tamaño, significa que ya estás sexualmente maduro o a punto de llegar a ese estado.

A propósito, ésta es una buena oportunidad para que desarrolles el hábito de controlarte tú mismo los testículos una vez al mes. Aunque el cáncer de testículos es bastante extraño, suele presentarse en varones entre los veinte y los treinta y cinco años, y también puede aparecer en adolescentes. Por suerte, si se detecta a tiempo, puede curarse por completo. Por eso es tan importante que dediques unos pocos minutos por mes para realizar tú mismo este control.

La autoevaluación es muy fácil. Simplemente debes tomar los testículos entre el pulgar y los primeros tres dedos, y hacerlos rodar hasta sentir la superficie completa de cada uno. Los testículos deben tener la forma de un huevo, con una superficie suave. Debes estar atento a cualquier irregularidad en la forma o abultamiento, a cualquier zona que se sienta más dura o más gruesa que el resto, y a cualquier dolor, tirón o molestia. Recuerda que sólo estás examinando los testículos, y no el escroto ni ninguna otra

Orquidómetro

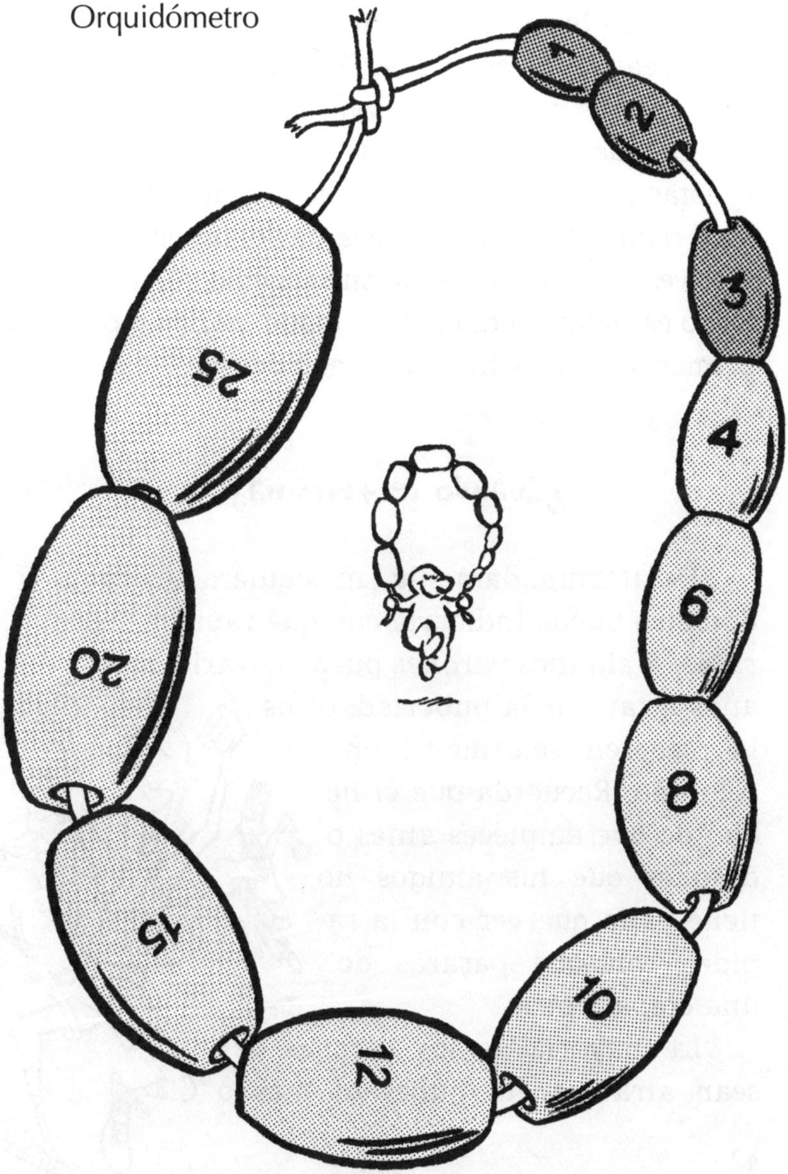

parte. Sin embargo, es buena idea que ubiques el epidídimo (está en la parte superior del testículo) y veas cómo se siente. De esta manera, no lo confundirás con un abultamiento.

Es más sencillo realizar este examen cuando te estás dando un baño, ya que el agua tibia ayuda a relajar el escroto. La evaluación debe hacerse una vez por mes, y una forma sencilla para recordarlo es elegir un día determinado; por ejemplo, el primer día o el primer domingo del mes.

¿Cuándo se termina?

Desafortunadamente, ni siquiera un orquidómetro puede indicarte con qué rapidez madurarás. A algunos varones puede llevarles seis años atravesar la pubertad; otros la recorren velozmente en un solo año. Recuerda que el hecho de que empieces antes o después que tus amigos no tiene nada que ver con la rapidez con que pasarás de una etapa a otra.

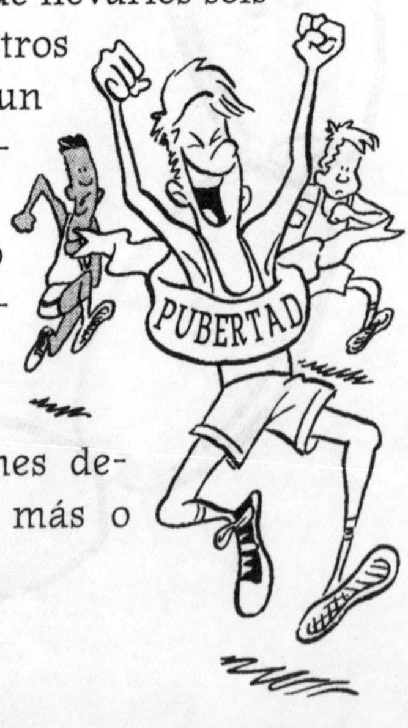

La mayoría de los varones desean atravesar la pubertad más o

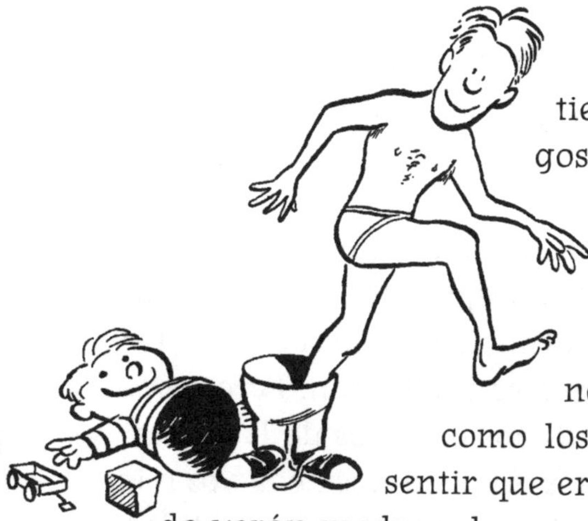

menos al mismo tiempo que sus amigos. Esto se debe a que todos se sienten un poco nerviosos por saber si todo está desarrollándose normalmente, y ser como los demás te ayuda a sentir que eres normal. Pero cada varón madura de una manera determinada, y el hecho de que tu desarrollo empiece antes o después, o que sea más lento o más rápido, no quiere decir que tengas algún problema. Y por supuesto que no determina cuán masculino eres ni qué clase de hombre serás cuando crezcas; esto también depende de cosas mucho más importantes que el cuerpo.

¿No estás tan seguro de que te gusten estos cambios?

Únete al grupo. La mayoría de las personas no nos sentimos a gusto con los cambios, aun cuando se trata de algo que en verdad queremos. Los cambios resultan particularmente difíciles, más aún cuando no podemos controlar en qué momento y cómo se producen. Y esto es más cierto que nunca cuando lo que cambia es tu propio cuerpo.

Puede ser muy duro si los cambios se producen antes de que estés preparado, ¡o después de que estado años esperándolos! Y eso si consideramos que tú quieres que se produzcan. Pero como ya dijimos, algunos de los cambios de la pubertad –como los granitos, los cambios de la voz o la hinchazón de los pechos– no son tan divertidos. Incluso los positivos también tienen su lado malo. Por ejemplo, tal vez te agrade sentir que estás creciendo y te estás convirtiendo en un hombre, pero no que tengas que realizar otras tareas porque "ya no eres un niño".

Por eso, si no estás seguro de cómo te sientes con respecto a estos cambios, o si un día te sientes bien y al día siguiente te pones triste, debes saber que a otros les sucede lo mismo. Sólo ten paciencia. Después de un tiempo, probablemente te des cuenta de que valió la pena. Mientras tanto, será de gran ayuda saber qué esperar y cómo manejar las distintas situaciones.

CAPÍTULO 3

¿Qué está pasando ahí abajo?

Como tal vez ya te hayas dado cuenta, el pene sufre otros cambios, además de los que ya explicamos en el capítulo 2. Aparte de crecer y cambiar de aspecto, también se empieza a comportar de manera diferente.

Por ejemplo, hay ocasiones en que se pone rígido y sobresale del cuerpo. Esto se denomina erección y es algo perfectamente normal. Claro que si ocurre cuando no lo deseas, puede resultar molesto.

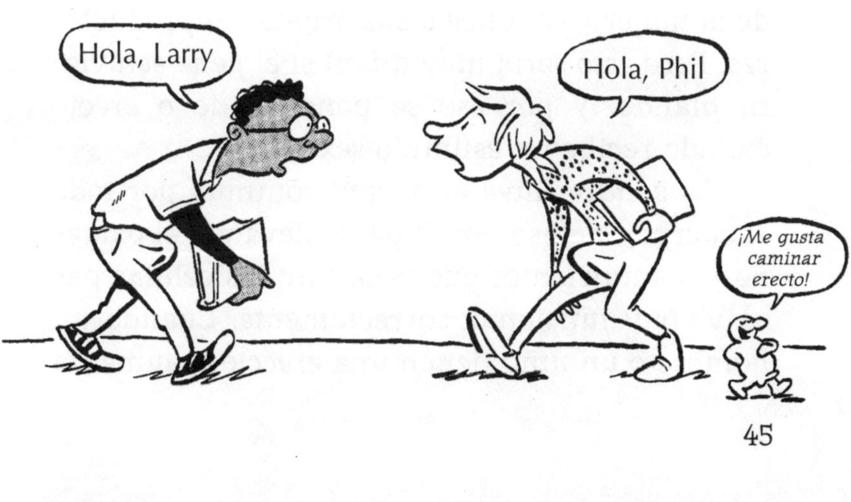

Otra de las cosas que tal vez hayas experimentado es la eyaculación, que se produce cuando una sustancia lechosa brota del pene. Esta sustancia se llama semen y está formada por espermatozoides y fluidos que produce el cuerpo.

Ambos cambios pueden ser desconcertantes si no sabes qué es lo que está sucediendo. Por eso, veamos cómo se producen las erecciones y las eyaculaciones.

Erecciones

El pene es la parte de tu cuerpo que te permite colocar los espermatozoides dentro del cuerpo de la mujer. Como veremos en el capítulo 5, para hacerlo, el hombre introduce el pene en la vagina, que se encuentra entre las piernas de la mujer y conduce a sus órganos reproductores. Pero esto sería muy difícil si el pene estuviera blando, y por eso se pone rígido o erecto cuando recibe un estímulo sexual.

La sangre fluye en forma continua por todo el cuerpo, incluso por el pene, llevando el oxígeno y los nutrientes que necesitan las células para vivir y funcionar correctamente. Cuando un hombre o un niño tienen una erección, aumenta el flujo de sangre al pene y, al mismo tiempo, los músculos que rodean su base se contraen momentáneamente para que la sangre no pueda volver hacia atrás. Esto hace que el pene se hinche y sobresalga del cuerpo.

En la mayoría de los hombres adultos, el pene erecto mide unos 16,5 centímetros de largo. Aquellos que son más pequeños cuando están blandos suelen crecer más durante la erección que los penes grandes, de modo que en ese momento la mayoría alcanza aproximadamente el mismo tamaño. Además de crecer en longitud, los penes aumentan también el grosor durante la erección.

Los niños pequeños e incluso los bebés pueden tener erecciones. Sin embargo, como la causa más frecuente son los estímulos sexuales, es más habitual que ocurran durante la pubertad. Los varones pueden sentirse estimulados sexualmente por diferentes factores.

Por ejemplo, una erección puede producirse cuando se acarician el pene, miran los pechos de una joven, imaginan que están besando a alguien que los atrae o que están desnudos con esa persona.

Sería fantástico que las erecciones se produjeran sólo cuando tú quieres, pero suelen ocurrir en los momentos más inapropiados. Algunos varones tienen una erección en situaciones que los ponen nerviosos, como cuando tienen que dar una lección frente a toda la clase. En otras ocasiones, puede producirse cuando estás conversando con una mujer que te atrae. También es muy frecuente que te despiertes por la mañana con una erección o que tengas una cuando vas a orinar. Y hay otras que parecen surgir de la nada, sin que haya ninguna razón en especial.

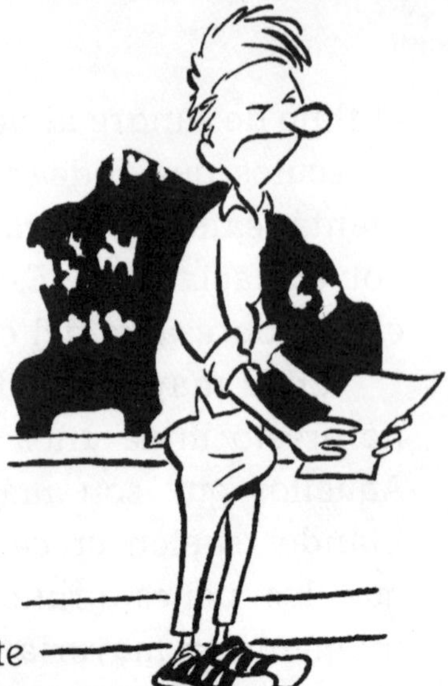

Las erecciones duran desde unos pocos segundos hasta media hora. En forma gradual, los músculos que rodean la base del pene se empiezan a relajar y la sangre vuelve a fluir normalmente. Entonces, el pene se ablanda y recupera su tamaño original. Esto puede ocurrir por sí solo, pero también después de una eyaculación.

Eyaculación

La eyaculación se produce cuando se expulsa esperma a través del pene. Como esto sólo puede suceder cuando el varón empieza a producir espermatozoides, muchos consideran que la primera eyaculación es la señal de que un muchacho se ha convertido en hombre. La mayoría de los varones tienen su primera eyaculación a los trece o catorce años, aunque algunos pueden tenerla antes o después.

Antes de que los espermatozoides salgan del cuerpo, ya han viajado un largo trecho. Como vimos en el capítulo 1, los espermatozoides se producen en los testículos, suben por el epidídimo, donde maduran, y luego son empujados por el conducto deferente hasta la ampolla, donde se almacenan.

Cuando el varón recibe estímulos sexuales, las hormonas les indican a los genitales que se preparen para liberar los espermatozoides almacenados. Las vesículas seminales envían a la ampolla un líquido blanco lechoso llamado semen. El semen se mezcla con los espermatozoides, dándoles una necesaria dosis de azúcar que los transforma en enérgicos nadadores con la fuerza suficiente para realizar el largo viaje que tienen por delante.

La glándula prostática también agrega fluidos a la mezcla de semen y espermatozoides. Luego, los músculos del pene y los que rodean la próstata se contraen y empujan la mezcla fuera de la ampolla y hacia la uretra. Estas contracciones hacen que el semen se escape por el extremo del pene en una serie de tres o cuatro "chorritos". La cantidad de semen eyaculado equivale aproximadamente a una cucharadita de té, pero esa pequeña cantidad contiene cientos de millones de espermatozoides.

Todo este asunto de contracciones y chorritos no debe parecer muy agradable, pero de hecho, la sensación que tiene el varón durante la eyaculación es sumamente placentera. Esta sensación se denomina orgasmo, y los orgasmos constituyen una razón muy importante por la cual las relaciones sexuales son una actividad tan atrayente.

Orgasmos

Es muy difícil describir lo que se siente durante un orgasmo, en parte porque cada persona experimenta sensaciones distintas, y en parte porque esas sensaciones pueden variar con el tiempo.

Pero principalmente es difícil de explicar porque no contamos con las palabras precisas para hacerlo en la forma apropiada. Si le pides a un hombre que te defina la sensación de un orgasmo, probablemente te dirá que es fantástico, excitante, maravilloso, incluso que es lo mejor que te puede pasar. Sin embargo, esto no te dice demasiado, excepto que, obviamente, lo disfruta mucho. Aunque las mujeres no tienen eyaculación,

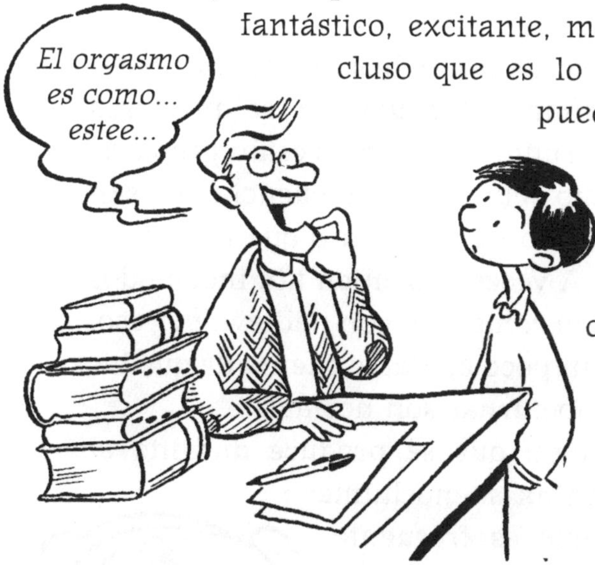

ellas también experimentan orgasmos, pero tampoco les va mucho mejor cuando tratan de explicar por qué son tan maravillosos.

Es posible experimentar las contracciones de los músculos y la sensación de orgasmo antes de tener la edad suficiente como para eyacular. Es más, probablemente ya hayas descubierto que puedes experimentar esa sensación si te acaricias el pene. O quizá ya hayas tenido tanto una eyaculación como un orgasmo. Entonces, ¿qué palabras elegirías para describir lo que sentiste?

Poluciones nocturnas o sueños húmedos

Como les sucede a muchos varones, es posible que tu primera eyaculación se produzca cuando estás dormido. Los que no están preparados para que esto ocurra, con frecuencia piensan que se han orinado en la cama o que tienen algún problema. A veces se sienten tan incómodos que ni siquiera lo comentan con nadie y, por eso, tal vez tarden un poco en darse cuenta de que las eyaculaciones nocturnas son normales.

La eyaculación que se produce durante el sueño se denomina sueño húmedo: *sueño* porque es frecuente que el varón haya tenido un sueño excitante cuando eyaculó, aun si no lo recuerda, y *húmedo* porque el semen es una sustancia húmeda y pegajosa. Pero no todos los sueños húmedos se rela-

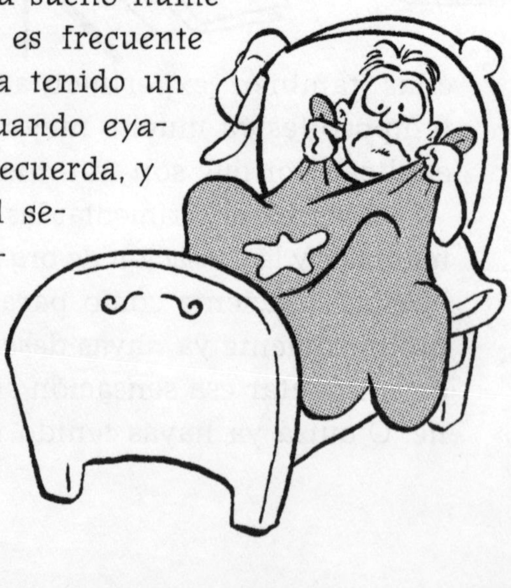

cionan con el hecho de soñar. En ocasiones, simplemente se producen porque la ampolla está llena y tiene que hacer espacio para los espermatozoides que se están produciendo.

Incluso los varones que saben qué es la polución y por qué se produce pueden sentirse perturbados cuando sucede. A algunos les preocupa que sus padres, en especial sus madres, descubran la evidencia de la eyaculación en las sábanas. Los sueños húmedos también pueden resultar angustiantes porque no se los puede controlar. Por eso, los varones temen que, al igual que una erección espontánea, el sueño húmedo pueda ocurrir cuando están conversando con una mujer atractiva o cuando ven una película erótica por televisión; en otras palabras, que pueda suceder delante de otras personas.

Afortunadamente, la polución nocturna sólo se produce cuando estás dormido. Aunque no es posible controlar las eyaculaciones en ese momento, sí puedes hacerlo cuando estás despierto. A menos que estés acariciándote el pene, besando a alguien que te atrae, teniendo relaciones sexuales o haciendo algo que te estimule, es imposible eyacular en forma accidental cuando estás despierto.

La masturbación

Acariciar o masajear los genitales por placer se denomina masturbación. Muchas personas se masturban, incluso niños, adolescentes, adultos casados o solteros y personas mayores. Todos lo hacen por una razón: es placentero.

En la actualidad, se considera que la masturbación es una actividad normal y natural. Pero esto no siempre fue así. Hace algunos años, se creía que la masturbación era inmoral o que producía daños físicos. Las creencias religiosas llevan a algunos a pensar que la masturbación no es correcta desde el punto de vista moral. Pero de ninguna manera causa problemas físicos.

Por ejemplo, la masturbación no te producirá granitos, ni te volverá loco o ciego, ni te hará crecer verrugas o pelos en la palma de la mano, como muchas personas creían en el pasado. Tampoco te dejará sin espermatozoides, como algunos temen. Esto sería imposible, ya que el cuerpo produce entre cien y trescientos millones de espermatozoides por día.

Por último, no te impedirá mantener relaciones sexuales normales. Esta preocupación se basa en la idea de que quizá llegues a preferir la masturbación a las relaciones sexuales. Pero éstas son dos actividades muy diferentes: mantener relaciones con otra persona implica sentir emociones fuertes que no se producen con la masturbación. Y seguramente no querrás perderte esta experiencia tan enriquecedora.

De hecho, es probable que la masturbación te ayude a estar preparado para tener relaciones sexuales. Al explorar tu propio cuerpo, tienes la oportunidad de conocer qué te gusta más. Luego, podrás hacerle saber a tu pareja cuáles son las cosas que te agradan.

CAPÍTULO 4

Ellas también están cambiando

Una rápida mirada a las niñas de tu edad te demostrará que también ellas están cambiando. De hecho, es bastante difícil no notarlo, porque algunos de estos cambios son muy obvios.

Los cambios que puedes ver

El primer signo de la pubertad en las adolescentes es que empiezan a crecer de golpe, mucho antes que los varones de su misma edad. Esto explica por qué las niñas de once y doce años por lo general son más altas que sus compañeros.

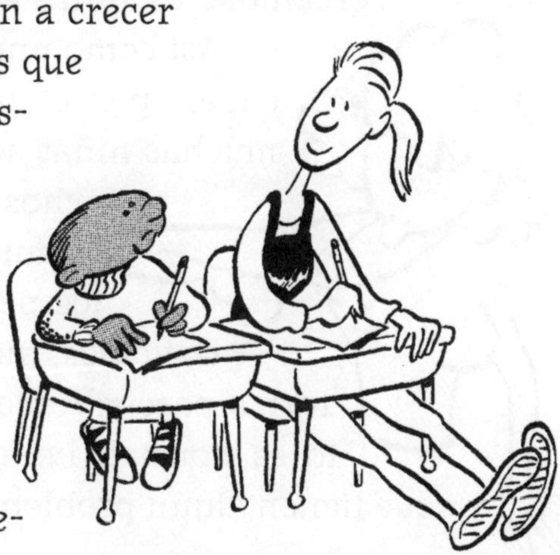

El otro cambio notable es que les crecen los pechos: en algún momento entre los ocho y los dieciséis años, los pechos de una niña empiezan a abultarse y a sobresalir del cuerpo. Ésta es la señal de que se están desarrollando las glándulas mamarias, que le permitirán alimentar a un bebé. Alrededor de estas glándulas se va depositando grasa para protegerlas, lo que hace que los pechos se agranden hasta adquirir su forma adulta.

Las caderas y los muslos también se vuelven más anchos y curvos, pero son sus pechos los que llaman la atención. Y esto tiene ventajas y desventajas. Muchas adolescentes se sienten orgullosas de que sus pechos anuncien a los demás que se están convirtiendo en mujeres. Pero por otro lado, a veces se sienten cohibidas porque creen que todos las están mirando.

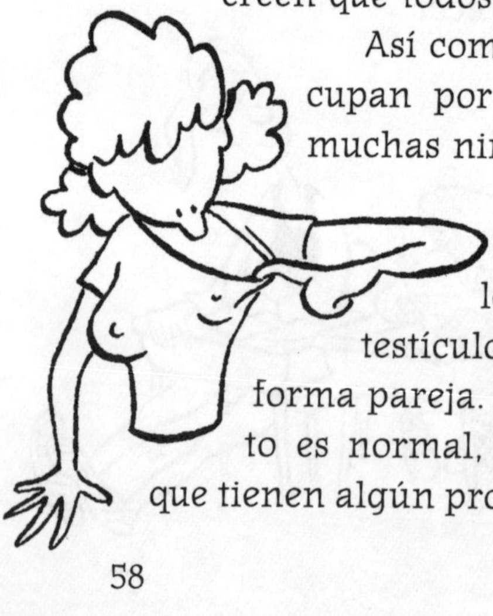

Así como muchos varones se preocupan por el tamaño de sus penes, muchas niñas se preguntan si sus pechos serán muy pequeños o muy grandes. Más aún, los pechos, al igual que los testículos, no siempre crecen en forma pareja. A menos que sepan que esto es normal, las chicas pueden pensar que tienen algún problema o que tal vez sus pechos terminen siendo tan distintos que las hagan parecer desproporcionadas. Por lo general, se quedan tranquilas al saber que, con el tiempo, el pequeño alcanzará al grande. Tal como les sucede a los varones, ellas también empiezan a desarrollar vello púbico y axilar. El vello de las piernas y, en ocasiones, el de los brazos se vuelve más oscuro y más grueso. No les crece vello en los hombros, la espalda o el pecho, pero algunas notarán la presencia de unos pelillos oscuros sobre el labio superior o formando una tenue línea desde el pubis hasta el ombligo.

Como en nuestra cultura se tiende a considerar que la mujer con menos vello en el cuerpo es más femenina, muchas adolescentes comienzan a depilarse las piernas o las axilas. Si les preocupa el vello que les crece sobre el labio superior, pueden usar productos de belleza que lo decoloran para que no sea tan notorio. Sin embargo, ésta es sólo una cuestión de gustos. La cantidad de vello no se relaciona de ninguna manera con la femineidad.

Al igual que en los varones, en las niñas aumenta la actividad de las glándulas sebáceas y sudoríparas durante la pubertad. Esto significa que a ellas también les preocuparán la aparición de granitos y el olor de su cuerpo.

Los cambios que no puedes ver

Es probable que aquellos cambios de las niñas por los que sientes mayor curiosidad sean los que no puedes ver; por ejemplo, lo que sucede con sus genitales. Incluso para los varones que han ayudado a bañar o a cambiar a sus hermanitas, los genitales femeninos son un misterio. Te sorprenderá saber que también son un misterio para muchas niñas.

La razón por la que esto ocurre es muy simple. La mayoría de los órganos genitales de la mujer están dentro de su cuerpo, e incluso los que se encuentran fuera no son muy visibles. Como los genitales externos están entre las piernas y muy pegados al cuerpo, la única forma que tiene de verlos es usando un espejo. Hasta hace poco tiempo, no se las estimulaba para que se pusieran un espejo entre las piernas porque no se consideraba propio de una mujer. Pero ahora comprendemos que ellas deben aprender todo lo posible acerca de sus propios cuerpos, de modo que hoy en día muchas lo hacen con naturalidad.

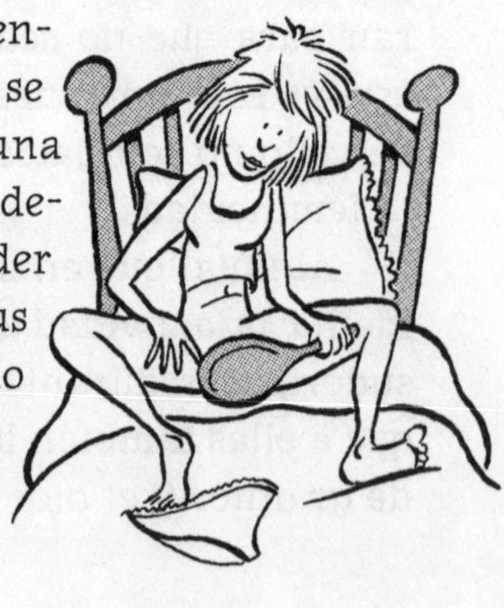

Los genitales externos femeninos

Si una niña se coloca un espejo entre las piernas, verá algo parecido a lo que se observa en el dibujo. En la parte superior, cerca del abdomen, empiezan a crecer los primeros vellos púbicos.

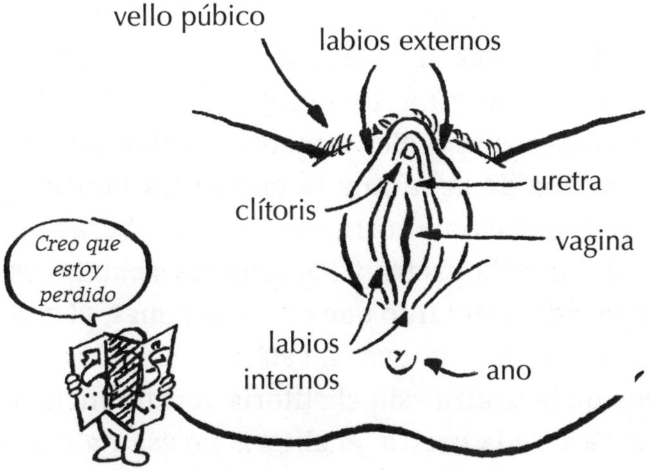

Más abajo, hay dos pliegues o bordes de piel, uno a cada lado de una separación angosta; son los labios externos. Es probable que el vello púbico también haya empezado a crecer en esta zona. Durante la pubertad, los labios externos se ponen más oscuros y algo arrugados.

Por dentro de los labios externos hay otro par de labios, denominados labios internos. Cuando una niña llega a la pubertad, los labios internos empiezan a crecer con rapidez, se oscurecen y se arrugan. De hecho, en muchas mujeres adultas los labios internos crecen más que los externos y sobresalen por fuera de éstos. De alguna manera, el aspecto de los labios internos de una mujer es similar a la piel de tu escroto.

Los labios internos protegen tres órganos muy importantes. En la parte inferior está la abertura de la vagina, el camino que conduce hacia los órganos sexuales femeninos internos. Justo por arriba de la vagina se encuentra la uretra, el orificio por el cual orina una mujer. Verás que en las mujeres la uretra y los órganos sexuales están separados, en tanto que en los varones, el conducto deferente y la uretra están conectados. Por encima de la uretra está el clítoris. A diferencia de la vagina y de la uretra, el clítoris no es una abertura, sino una especie de abultamiento similar a un botón, y es el responsable de la mayoría de las sensaciones de placer que experimentan las mujeres cuando tienen relaciones sexuales.

Los genitales internos femeninos

Los órganos sexuales internos femeninos son los ovarios, las trompas de Falopio, el útero, el cuello y la vagina.

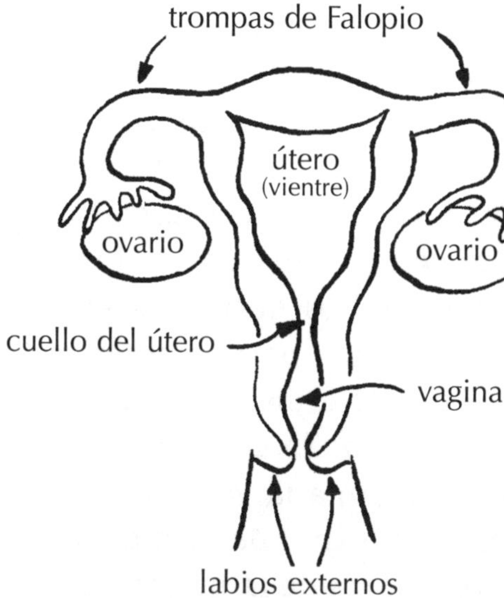

Los ovarios son dos órganos con forma de huevo que se encuentran a ambos lados del abdomen de una mujer. Su forma es muy adecuada, porque los ovarios, precisamente, contienen los huevos u óvulos. Como recordarás, los óvulos de una mujer transportan la mitad de las instrucciones para crear un bebé. Aunque el cuerpo de los varones no produce espermatozoides hasta que entran en la pubertad, las niñas nacen con todos sus óvulos, pero éstos sólo empiezan a madurar durante ese periodo.

Para que nazca un bebé, el óvulo debe viajar desde el ovario hasta el útero a través de las trompas de Falopio. El útero es un órgano de forma triangular, también llamado vientre, donde el bebé crece y se desarrolla durante nueve meses antes de nacer. En la parte inferior del útero está el cuello, una zona carnosa con un orificio pequeño en el centro. Una de las funciones del cuello es evitar que los gérmenes entren en el útero y también sirve para mantener al bebé dentro de él. Cuando el bebé está listo para nacer, el orificio del cuello se ensancha para que pueda pasar del útero a la vagina.

La vagina es el canal que conduce hacia los órganos reproductores de la mujer. Al introducir el pene en la vagina, el hombre deposita los espermatozoides en el cuerpo de la mujer. La vagina también es el lugar por donde el bebé sale del cuerpo de la madre. Tiene paredes muy elásticas que se estiran lo suficiente como para dejarle sitio al pene e, incluso, al bebé.

Menstruación

Así como la eyaculación indica que el varón es capaz de reproducirse, también sucede algo en la vida de una niña que le permite saber que ya puede tener un bebé: la menstruación.

Entre los once y los catorce años (a veces un poco antes o un poco después), los óvulos de una niña empiezan a madurar. Una vez por mes, un solo óvulo madura y es liberado del ovario. Unas prolongaciones como pequeños dedos en los extremos de las trompas de Falopio arrastran al óvulo hacia la entrada de estos conductos. Durante su viaje a lo largo de la trompa, el óvulo puede encontrarse con un espermatozoide y unirse a él. La unión de un óvulo y un espermatozoide se denomina fecundación, y sólo un óvulo fecundado puede desarrollarse y convertirse en un bebé.

Mientras tanto, el útero se ha estado preparando para recibir al óvulo, en caso de que éste haya sido fecundado. El recubrimiento interno del útero ha desarrollado un grueso tejido esponjoso lleno de sangre, para brindar al óvulo todo el alimento necesario y el apoyo que precisará para crecer y convertirse en un bebé. Por diferentes razones, la mayoría de las veces el óvulo llega al útero sin haber sido fecundado, y un óvulo sin fecundar no se adhiere al tapizado del útero: simplemente se desintegra y desaparece.

Si no existe un óvulo fecundado, no es necesario que el útero mantenga un tapizado tan

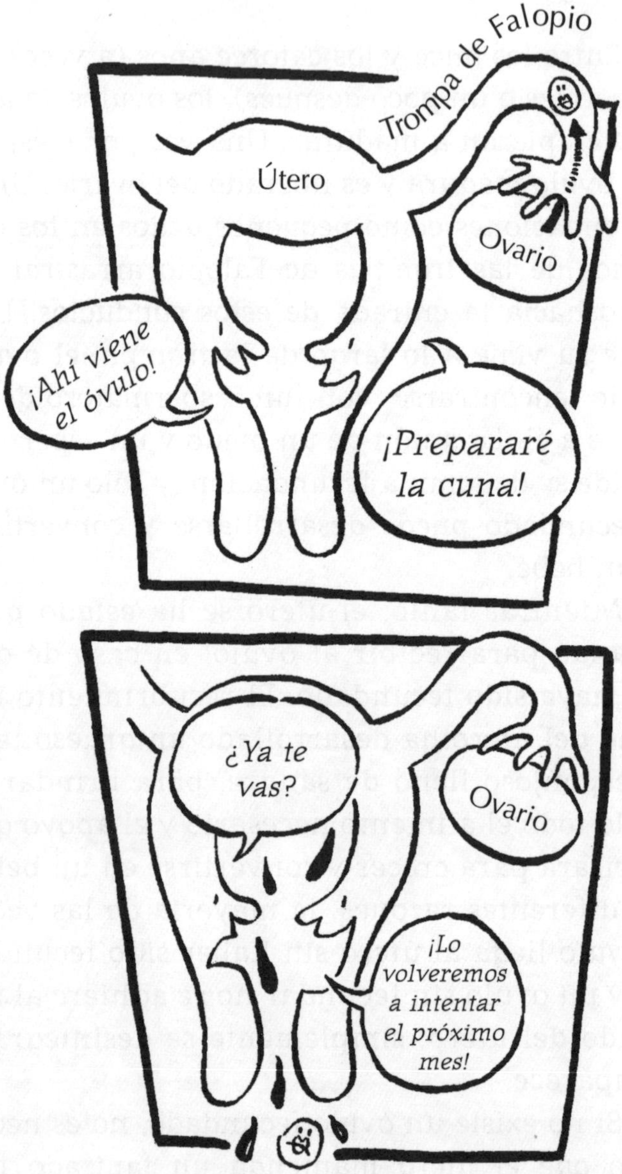
Trompa de Falopio
Útero
Ovario
¡Ahí viene el óvulo!
¡Prepararé la cuna!
¿Ya te vas?
Ovario
¡Lo volveremos a intentar el próximo mes!

grueso. Lentamente, éste comienza a desprenderse y sale por la vagina durante los siguientes dos a siete días. El periodo durante el cual la mujer pierde sangre se denomina periodo menstrual, menstruación o, para hacerlo más corto, simplemente periodo.

Este ciclo menstrual se produce todos los meses, desde el primer periodo de una niña hasta los cuarenta o cincuenta años. Luego, los ovarios comienzan a producir óvulos maduros con menor frecuencia, hasta que dejan de hacerlo. A partir de ese momento, la mujer ya no podrá tener más hijos.

¿Es doloroso?

A menudo, los varones se preguntan si a las niñas les duele cuando sangran durante la menstruación. La respuesta es: a veces, pero no de la forma que te imaginas. La menstruación no es como si te cortaras. El dolor que sentimos cuando nos cortamos es la forma que tiene el cuerpo de advertirnos que estamos heridos y que debemos hacer algo para tratar esa herida. Pero la menstruación no es una herida. Es un ciclo natural de la vida de una mujer, por lo que no es necesario que el cuerpo avise que hay algún problema.

Sin embargo, en algunas ocasiones la menstruación puede ser molesta. Muchas adolescentes y mujeres suelen sentir dolores en el abdomen durante el periodo. Algunas rara vez tienen estas molestias, mientras que otras las sufren todos los meses. Por lo general, son moderadas y sólo duran un día, pero hay mujeres que padecen fuertes dolores durante más tiempo.

¿Cuánto sangra una mujer?
¿Tiene que usar un apósito?

El sangrado en una joven o en una mujer adulta es variable: algunas pierden un par de cucharadas de sangre cada mes; otras, tanto como una taza. De cualquier forma, es suficiente como para que la joven tenga que usar una protección para no mancharse la ropa. Algunas

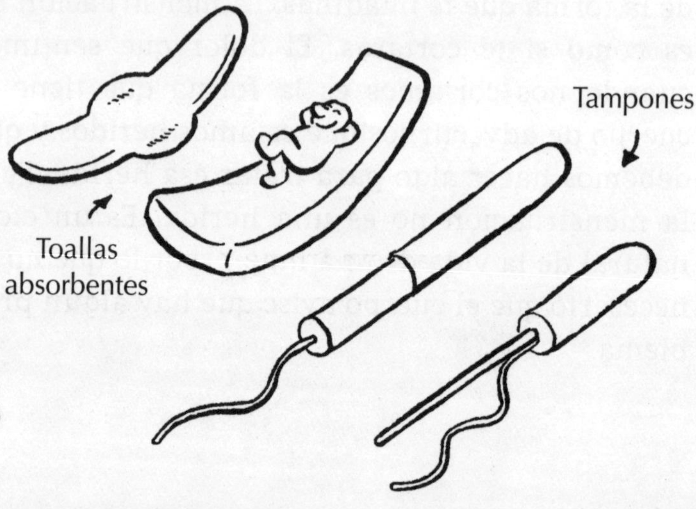

usan compresas de algodón absorbente que colocan en la entrepierna de su ropa interior y otras usan tampones. Los tampones también están hechos de algodón, pero tienen la forma de un lápiz labial para que puedan colocarse dentro de la vagina. Se introducen usando un aplicador o el dedo y se quitan tirando de un hilo unido a su base. Dado que la vagina de una mujer es tan elástica como para que entre el pene o para que salga un bebé, hay espacio suficiente para colocar un tampón sin sentir molestias.

¿Por qué algunas adolescentes están tan malhumoradas durante su periodo?

El cuerpo de una mujer sufre muchos cambios hormonales en los días previos y durante el primero o segundo día de la menstruación. Las variaciones hormonales pueden hacer que sientan el cuerpo hinchado y que los pechos se inflamen. Estas subidas y bajadas de hormonas también hacen que algunas adolescentes estén más sensibles que de costumbre: se pueden sentir tristes, irritables o enojarse con más facilidad que lo normal. Estos síntomas físicos y emocionales se denominan síndrome premenstrual. Algunas mujeres experimentan estos síntomas de vez en cuando o sólo tienen síntomas leves, mientras que otras los padecen todos los meses. Afortunadamente, duran unos pocos días y, a medida que una niña adquiere más experiencia con sus periodos, aprende a manejar mejor estos cambios emocionales.

CAPÍTULO 5

Las relaciones sexuales

Como muchos varones están sumamente interesados en el tema de las relaciones sexuales, quizá algunos de vosotros hayáis abierto el libro directamente en este capítulo. Tenéis libertad para leer el libro en el orden que deseéis, pero si empazáis aquí, aseguraos de volver luego a los capítulos 1 a 4. Muchos de los términos que se utilizan en esta sección fueron explicados anteriormente, por lo que os resultarán útiles para aclarar algunas preguntas que puedan formularse.

El contacto sexual

Para ser precisos, cuando decimos que un hombre y una mujer –o dos adolescentes– tienen relaciones sexuales, queremos decir que el hombre introduce el pene en la vagina de la mujer. Pero si

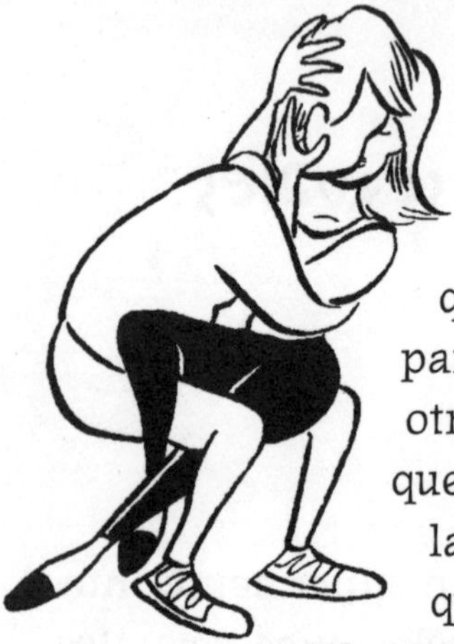

esto fuera todo, el capítulo sería muy corto.

Es importante saber que la penetración es sólo una parte del contacto sexual con otra persona. Besar a una chica que te agrada, abrazarla, tocarla o acariciarle el cuerpo (y que ella haga lo mismo) son diferentes maneras de tener contacto sexual, que no implican mantener relaciones sexuales.

Tanto los varones como las mujeres sienten que el contacto sexual con otra persona es muy agradable. Además de producir sensaciones físicas placenteras, por lo general hace que las dos personas se sientan muy cerca una de la otra desde el punto de vista emocional. Para muchas personas, este acercamiento afectivo quizá sea la mejor parte del contacto sexual.

Las relaciones sexuales

La mayoría de las veces, las relaciones comienzan cuando dos personas simplemente se tocan una a la otra: se besan, se abrazan y se acarician el rostro y el cuerpo. Estas acciones son placenteras en sí mismas, pero también ayudan a que los cuerpos de la pareja se preparen para tener relaciones sexuales. Por este motivo, estas actividades se denominan estimulación previa.

Al besar y tocar el cuerpo de una mujer de esta manera, el hombre tiene una erección, que lo ayuda a introducir el pene en la vagina. El cuerpo de una mujer también responde a los besos y a las caricias del hombre: la vagina comienza a producir un fluido lubricante que facilitará la entrada del pene. Pero estos cambios son sólo "preparativos" y no significan que un hombre y una mujer "deban" tener relaciones. De hecho, en muchas ocasiones la pareja decide no seguir adelante.

Tal vez sientan que son muy jóvenes, que no se conocen lo suficiente, desean esperar a estar casados, no tienen acceso a medios de control de la natalidad o no quieren tener relaciones sexuales sin protección.

Si la pareja decide tener relaciones sexuales, el hombre introduce el pene en la vagina de la mujer. Aunque el pene es mucho más grande cuando está erecto, la vagina es elástica, de modo que se puede estirar lo suficiente como para que éste entre.

A medida que el hombre y la mujer mueven sus cuerpos, el pene se desliza hacia dentro y hacia fuera de la vagina. Los movi-

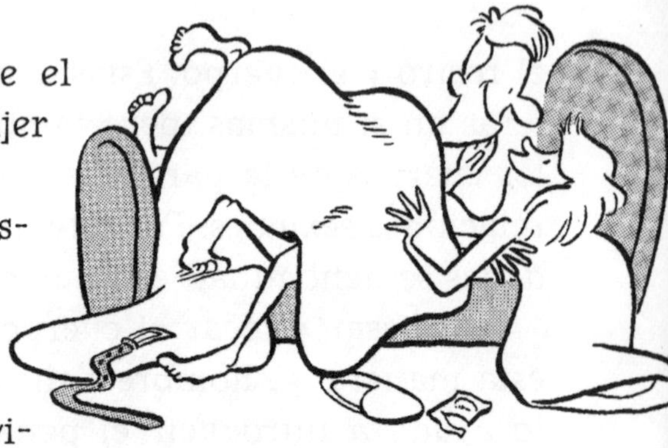

mientos estimulan los nervios del extremo del pene, de la vagina y el clítoris. Estas sensaciones son muy parecidas a las que se experimentan cuando se tiene cualquier otra forma de contacto sexual con una persona, pero por lo general son mucho más intensas y terminan en un orgasmo.

Aunque la idea de tener relaciones sexuales resulta atractiva para muchos varones, algunos tal vez estén pensando que todo esto suena incómodo, difícil y, en cierta forma, poco atrayente. Y en parte tienen razón. Las eyaculaciones y los fluidos vaginales son húmedos y pegajosos, y a veces las parejas se sienten verdaderamente torpes al tratar de coordinar los movimientos de sus cuerpos.

Pero cuando dos personas se conocen bien, confían una en la otra y se sienten listas para tener relaciones sexuales, la incomodidad no importa mucho. Por eso es que el placer físico y la cercanía emocional que forman parte de las relaciones sexuales superan las molestias.

¿Estás preparado?

Tener relaciones sexuales puede ser una experiencia muy intensa, pero también una experiencia que quizá te traiga consecuencias que no habías planeado. Por eso, no es una buena idea tener relaciones si no estás seguro de sentirte preparado. Una de las consecuencias es, por supuesto, engendrar un bebé (hablaremos más de esto en el capítulo 6). Pero también hay otras. Por ejemplo, te puede resultar doloroso si una joven con la que tuviste relaciones sexuales te abandona, porque las relaciones sexuales hacen que dos personas se sientan muy unidas.

Desafortunadamente, no siempre es fácil saber si estás preparado. Tanto los varones como las mujeres se sienten a menudo muy presionados, lo cual hace que les resulte difícil saber si están listos o si, simplemente, es algo que *deben* hacer.

Las presiones pueden ser de distintos tipos. Algunos varones piensan que tener relaciones

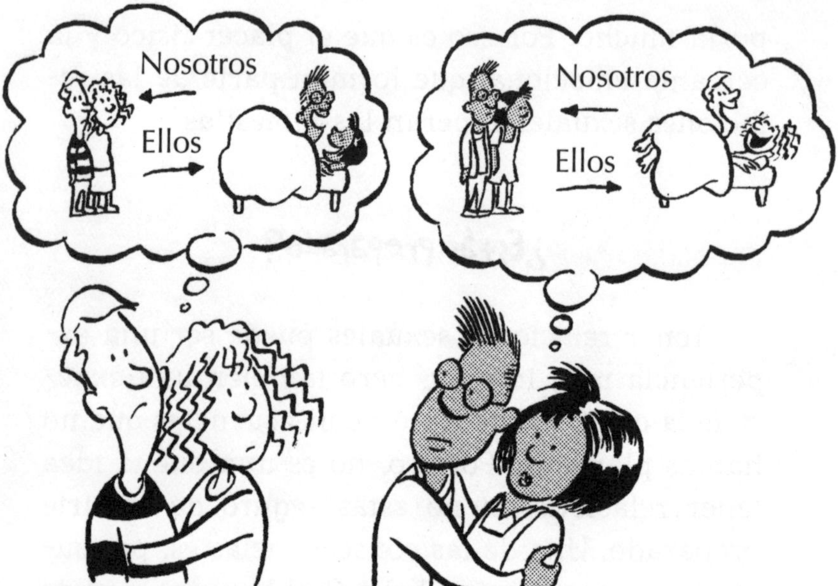

sexuales los hará sentirse más seguros o demostrará que son atractivos. Otros pueden sentirse presionados a tener relaciones sexuales para que sus amigos dejen de hacerles bromas o para demostrarse a sí mismos que son normales. Tanto los varones como las mujeres pueden creer que atarán a la persona en la que están interesados teniendo relaciones sexuales con ella. (Dicho sea de paso, esto nunca funciona.) Otros se sienten forzados a tener relaciones para probar que aman a una persona.

La peor de todas las presiones suele ser la de sentirse diferente; por ejemplo, sentir que eres el único varón del grupo que no ha tenido relaciones. Pero antes de pensar que eres el último virgen del planeta, recuerda que no todos los que afirman tener relaciones sexuales son sinceros. A menudo, las personas mienten o exageran para ser aceptadas.

Es muy difícil manejar todas las presiones externas, además de las que tú mismo te impones. Pero deja de lado lo que otros hagan y recuerda: no tienes que tener contacto sexual ni relaciones con otra persona hasta que no te sientas preparado. Hacer algo cuando uno no se siente maduro por lo general no resulta agradable e incluso puede hacer que te sientas peor. Esto es particularmente cierto cuando se trata de las relaciones sexuales.

Presionar a los demás

Así como tienes todo el derecho de decir que no a otros cuando te presionan, tú también debes respetar los deseos de los demás. Por ejemplo, no es bueno presionar a una muchacha para que tenga relaciones contigo si ella no lo desea. Como mínimo, la harás sentirse triste o incómoda, y seguramente no querrás hacerle eso a una persona que te agrada. También puedes lograr que no quiera verte más o que dejes de gustarle. Peor aún, y según el grado de insistencia, puedes encontrarte expuesto a graves problemas legales.

El uso de la fuerza física para obligar a una persona a tener relaciones sexuales se denomina violación y constituye un delito penado por la ley. También hay otras situaciones que pueden considerarse violación; por ejemplo, el hecho de llevar a una mujer a una zona desierta durante la noche y amenazarla con dejarla allí si no acepta tener relaciones sexuales contigo puede ser ilegal según las leyes del lugar donde vives.

Recuerda también que, en el momento de tener relaciones sexuales, las personas tienen derecho a cambiar de idea. Tal vez una joven aceptó en un principio pero luego advierte que estaba equivocada. Si cambia de idea y dice que no, tienes que detenerte, aun si piensas que no es sincera. Por supuesto que tú también tienes derecho a cambiar de opinión. Aunque hayas dicho que querías tener relaciones sexuales, no debes sentirte obligado a hacerlo, sin que te importe lo que diga la otra persona. Si no está bien para ti, entonces no sigas adelante.

Homosexualidad

La mayoría de las parejas están formadas por un hombre y una mujer. Estas personas son heterosexuales porque se sienten atraídas por individuos del sexo opuesto (*hetero* significa "otro"). Pero ésta no es la única forma en que se puede expresar la sexualidad. A algunos individuos les atraen las personas de su mismo sexo, por lo que se denominan homosexuales (*homo* significa "igual"). También puedes haber oído que a los homosexuales se los llama *gay*. Incluso hay otras personas que son bisexuales, es decir, que les atraen tanto los hombres como las mujeres (*bi* significa "dos").

Los homosexuales (y los bisexuales) pueden ser hombres o mujeres, jóvenes o adultos, y pueden pertenecer a cualquier raza o grupo étnico.

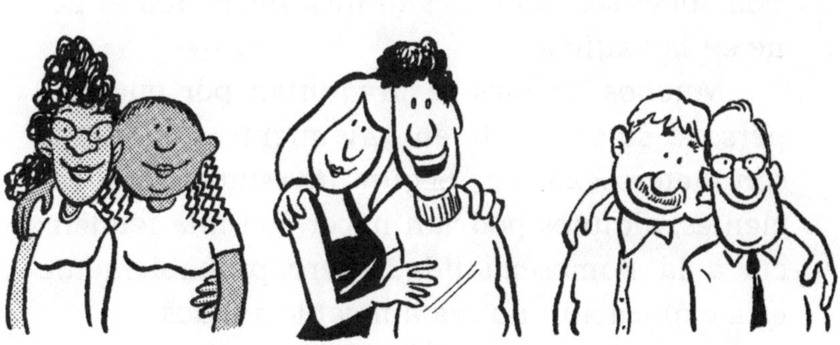

A diferencia de los estereotipos que seguramente has visto, por lo general son como cualquier otra persona y tienen las mismas ocupaciones e intereses que el resto.

Muchos homosexuales han tenido parejas del sexo opuesto. Incluso pueden haber estado casados y tener hijos. Esto se debe a que no se dieron cuenta de que eran homosexuales hasta que se sintieron atraídos por una persona de su mismo sexo. O tal vez sabían que eran homosexuales pero trataron firmemente de vivir de la manera que la sociedad, en general, sostiene que deben vivir las personas, es decir, como heterosexuales.

Los homosexuales tienen contacto sexual prácticamente de la misma manera que los heterosexuales. Disfrutan besándose, tocándose y acariciándose el cuerpo, y experimentan orgasmos como cualquier otra persona. La principal diferencia es que, para los homosexuales, tener relaciones sexuales no significa introducir el pene en la vagina.

Muchos jóvenes se preguntan por qué una persona se convierte en *gay* mientras que otras son heterosexuales. Según investigaciones recientes, algunos podrían nacer con una tendencia a la homosexualidad, pero probablemente esta explicación no sea aplicable a todos.

Sin embargo, hay algo cierto: los homosexuales *no eligen* serlo. Por lo general, las personas no pueden controlar hacia quiénes se sienten atraídas; sólo actúan de acuerdo con sus sentimientos. Dado que tienen que enfrentarse con muchos prejuicios y discriminación, la mayoría de los homosexuales no hubiera elegido esa tendencia si hubiera tenido otra alternativa.

Tal vez hayas oído comentarios muy negativos con respecto a los *gays*. La mayoría de las veces estas opiniones se deben a la falta de información o al miedo. El hecho de que una persona sea hetero, homo o bisexual no tiene nada que ver con su calidad como ser humano. Por eso, cuando opines sobre alguien, en vez de pensar qué sexo le atrae, es mejor que consideres cosas más importantes, como si es amable, solidario y honesto.

CAPÍTULO 6

Cómo tener (o no tener) un bebé

Hasta aquí ya sabes que un bebé se forma cuando el esperma del hombre se une al óvulo de la mujer, y también sabes de qué modo esto se produce. Pero seguramente te estarás preguntando cómo es que el esperma y el óvulo se unen, y qué es lo que pasa luego. La respuesta depende de algunos factores.

El más importante es, en primer lugar, si el espermatozoide y el óvulo tienen oportunidad de encontrarse. Como tal vez recuerdes, los ovarios de la mujer liberan un óvulo maduro sólo una vez al mes. Si la pareja tiene relaciones sexuales cuando todavía no hay un óvulo maduro, la fecundación no es posible. Tampoco cuando el óvulo se libera pero no hay ningún espermatozoide en el área.

Sin embargo, el final puede ser otro si la pareja tiene relaciones sexuales cerca de la fecha en que la mujer ovula, es decir, cuando los ovarios liberan el óvulo. Una vez que esto sucede, la trompa de Falopio más cercana lo absorbe. Mientras tanto, los espermatozoides están muy ocupados recorriendo el largo camino que comienza en la vagina, pasa por el cuello y llega al útero. Desde allí, nadan hacia arriba por las dos trompas de Falopio.

Los que entran por la trompa vacía no se encontrarán con el óvulo. Sólo aquellos que naden por la trompa que contiene el óvulo tendrán oportunidad de fecundarlo y, entonces, comenzará el embarazo. La fecundación se produce con un solo espermatozoide: una vez que penetra la célula del óvulo, ningún otro podrá hacerlo. Así, de los millones de espermatozoides que comenzaron el viaje, sólo algunos podrán llegar al óvulo, y sólo uno se unirá a él. Si lo piensas un po-

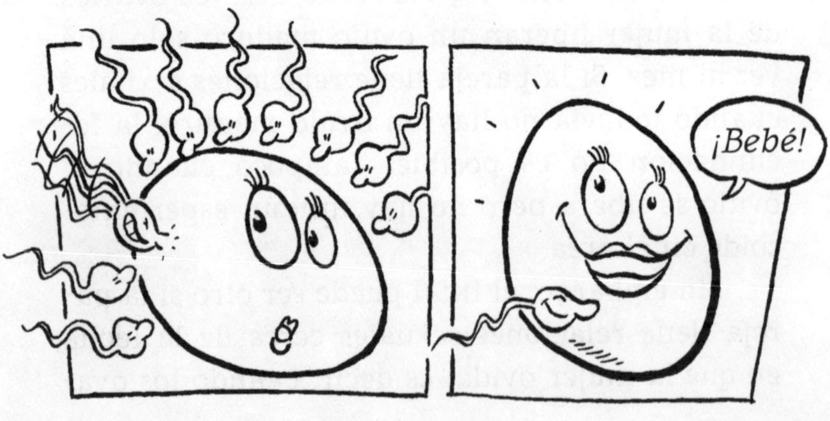

co, es como llegar primero en un maratón mundial.

El óvulo fecundado sigue viajando hacia el útero por la trompa de Falopio, dividiéndose una y otra vez en muchas células. Después de unos cinco días, llega al útero, donde se implanta en el "almohadón" espeso y nutritivo. Dentro del útero que lo cobija, crecerá y se convertirá en un bebé durante los siguientes nueve meses.

Cuando termine este periodo, el bebé podrá vivir fuera del útero y entonces estará listo para nacer. El cuello del útero de la madre se dilata y el útero comienza a contraerse repetidas veces. Estas contracciones musculares empujan lentamente al bebé desde el útero hacia la vagina, cuyas paredes se ensanchan para que pueda pasar. En la mayoría de los casos, lo primero que sale de la vagina es la cabeza del bebé, y luego el resto del cuerpo, pero algunos bebés nacen primero por los pies. Esto se denomina parto en podálica.

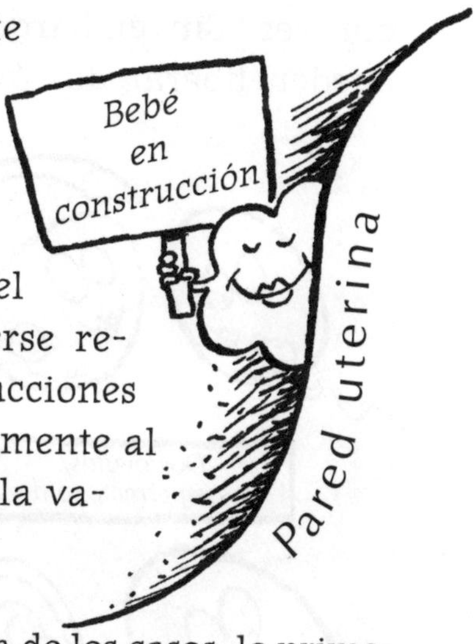

Es normal que los varones quieran saber si el parto es doloroso. Aunque para algunas mujeres lo es y mucho, para otras no tanto. También puede suceder que una misma mujer tenga un primer parto difícil y después otro más sencillo.

Mellizos y gemelos

Por lo general, la mujer da a luz a un bebé por vez. Sin embargo, cada tanto, los ovarios pueden liberar dos óvulos al mismo tiempo. Si

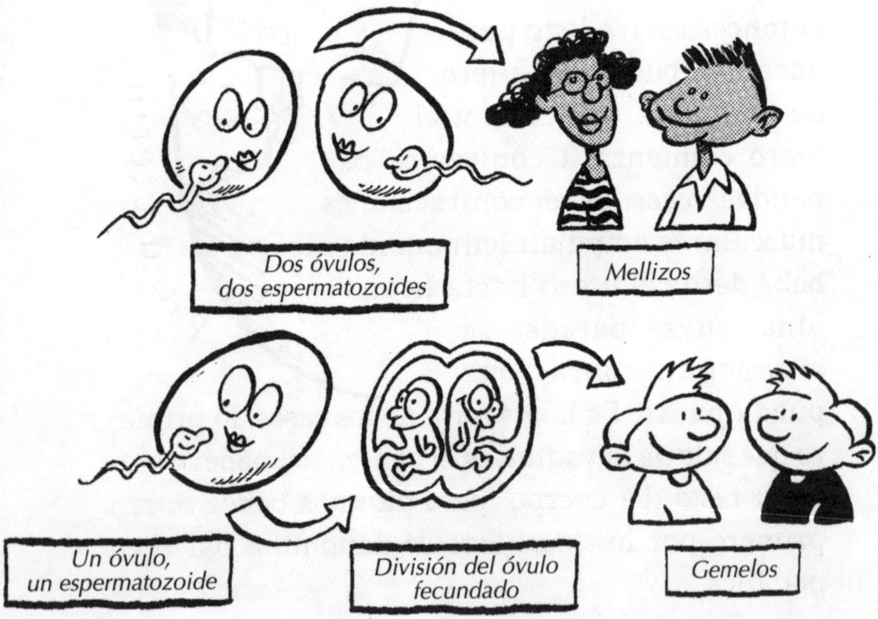

ambos son fecundados, se formarán dos bebés, cada uno de un óvulo, es decir, mellizos. Los mellizos se desarrollan a partir de dos óvulos diferentes, y pueden o no ser del mismo sexo, pueden ser muy parecidos o no parecerse en absoluto. En realidad, son como cualquier par de hermanos, hermanas, o un hermano y una hermana; la única diferencia está en que nacieron al mismo tiempo.

También es posible que un óvulo fecundado se divida por la mitad y se formen, por separado, dos bebés. Como provienen del mismo óvulo fecundado, estos mellizos son idénticos, y se les da el nombre de gemelos. No sólo se parecen, sino que son del mismo sexo.

De menor frecuencia son los nacimientos de más de dos bebés al mismo tiempo. Recientemente una mujer dio a luz, de una vez, a siete bebés. Estos nacimientos, denominados múltiples, suelen producirse cuando una mujer ha realizado tratamientos de fertilización.

Cómo evitar un embarazo

Muchos varones y mujeres quieren tener relaciones sexuales pero no desean concebir un bebé. Para ello, pueden utilizarse varios métodos que, en su mayoría, están diseñados para que el ovario no libere el óvulo maduro, o para que éste no entre en contacto con los espermatozoides. Como estos métodos se usan para prevenir la concepción, se llaman anticonceptivos o métodos de control de la natalidad, y algunos son más efectivos que otros.

El método del ritmo

La mujer libera un único óvulo maduro una vez al mes. Entonces, si la pareja no tiene relaciones sexuales alrededor de esa fecha, el embarazo no se pro-

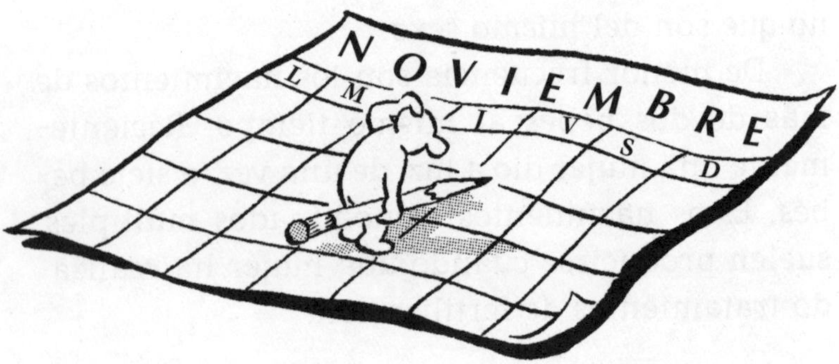

duce. Esta estrategia se llama "método del ritmo". Aunque en teoría el método parece bueno, presenta algunos problemas cuando se lleva a la práctica.

La mayor dificultad reside en determinar la fecha exacta en que los ovarios liberan el óvulo maduro. La mujer ovula en la mitad de su ciclo menstrual pero, como la extensión de éste puede variar de un mes a otro, resulta bastante arriesgado calcular con precisión ese momento. Además, el óvulo puede ser fertilizado hasta tres o cuatro días después de salir del ovario. Esto significa que, aunque la pareja determine la fecha de ovulación, si tiene relaciones sexuales durante ese día o en los días sucesivos, cabe la posibilidad de que la mujer quede embarazada.

Para complicar aún más las cosas, los espermatozoides pueden vivir de tres a cinco días dentro del cuerpo de la mujer. Por lo que, durante los cinco días anteriores a la fecha de ovulación, la pareja no tendría que mantener relaciones sexuales para que así no quede ningún espermatozoide cuando el óvulo maduro salga del ovario.

Por lo tanto, si la pareja no desea concebir un bebé, debería, en primer lugar, determinar con precisión en qué fecha ovula la mujer (y esto, de por sí, es sumamente difícil) y abstenerse de tener relaciones sexuales durante ese día, los cinco anteriores y los cuatro posteriores. En total, unos diez días de los veintiocho que dura el ciclo. Como ves, este método no es muy seguro.

Interrupción del coito

El varón también puede creer que si retira el pene de la vagina antes de eyacular evitará el embarazo. Esta estrategia descansa en la idea de que así el esperma no se introducirá en la mujer. Pero este método anticonceptivo es bastante problemático.

En primer lugar, puede suceder que el varón, en un estado de excitación, no retire el pene a tiempo, y aun con una pequeña cantidad de esperma la mujer puede quedar embarazada. En segundo lugar, incluso antes de la eyaculación, unas pocas gotas de fluido aparecen en la cabeza del pene y es posible que estas secreciones contengan esperma. Finalmente, eyacular cerca de la entrada de la vagina también puede dejar a la mujer embarazada, porque en este caso los espermatozoides pueden nadar hasta penetrar en ella.

La píldora anticonceptiva, el implante subdérmico y la inyección hormonal

La píldora anticonceptiva contiene hormonas que impiden a los ovarios liberar los óvulos maduros. Éste es un método anticonceptivo muy eficaz si la mujer toma la píldora todos los días, tenga o no relaciones sexuales. En ciertas ocasiones, los médicos suelen recetarlas para normalizar los periodos menstruales irregulares o extremadamente largos.

El implante subdérmico y la inyección hormonal también están compuestos por hormonas que evitan la ovulación, pero no se presentan en forma de píldoras.

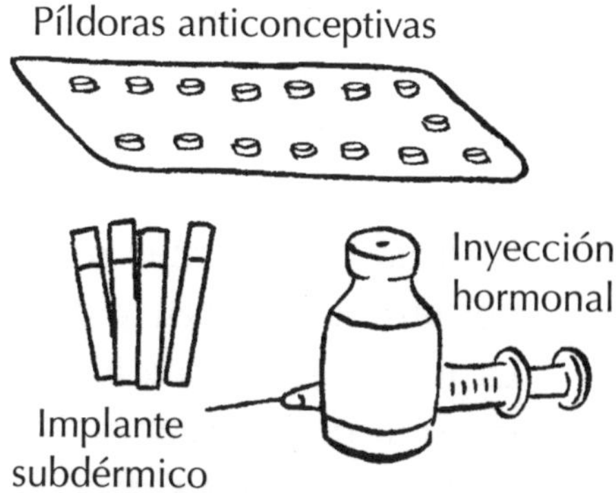

El implante subdérmico consiste en pequeñas cápsulas que se introducen debajo de la piel del brazo de la mujer. Lentamente y durante un periodo de años, las cápsulas van liberando las hormonas. La inyección hormonal se aplica una vez cada tres meses. Estos métodos presentan la ventaja de que la mujer no tiene que acordarse todos los días de tomar una píldora.

Diafragmas y preservativos femeninos

Los diafragmas y los preservativos femeninos obstruyen la entrada del útero para impedir que el esperma penetre en él. Son protectores esféricos de látex que la mujer se coloca en el cuello del útero antes de tener relaciones sexuales. La diferencia entre estos dos métodos es que el preservativo femenino es más pequeño y cubre solamente el cuello del útero, mientras que el diafragma, al ser más grande, cubre un área mayor. La mujer se coloca el diafragma o el preservativo femenino cada vez que tiene relaciones sexuales. Para que sean eficaces, se debe utilizarlos con espermicidas, es decir, productos químicos que se presentan en forma de gel, crema o espuma y que destruyen los espermatozoides.

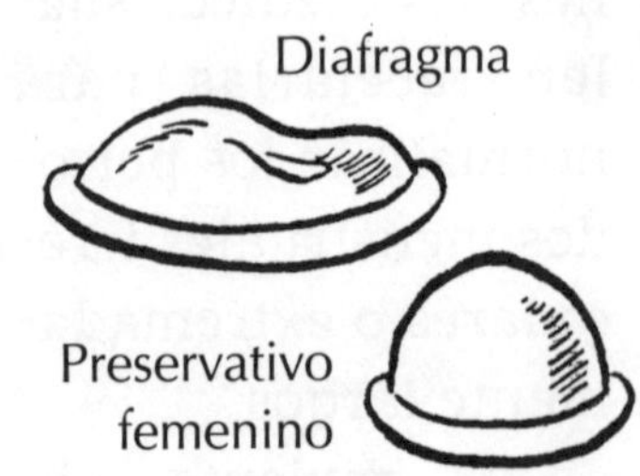

La esponja

La esponja también se coloca en la vagina antes de tener relaciones sexuales. No sólo contiene espermicida, sino que además impide el paso del esperma al útero. Al igual que los espermicidas, la esponja debe utilizarse con otro método anticonceptivo, porque en sí misma no es tan eficaz como para destruir todos los espermatozoides u obstaculizar su entrada.

El dispositivo intrauterino o DIU

El DIU es un dispositivo delgado de plástico o de cobre que se coloca dentro del útero. Actúa de un modo diferente a todos los demás métodos de control de la natalidad, porque, en lugar de impedir la fecundación, evita que el óvulo ya fecundado se implante en la pared del útero. El DIU debe ser colocado por el médico y quedará en el lugar durante un tiempo determinado o hasta el momento en que la mujer decide que se lo extraigan para poder quedar embarazada. Como muchas veces se los vinculó con infecciones, en algunos países, como los Estados Unidos, han dejado de fabricarse.

El preservativo

Los preservativos están hechos de látex y tienen la forma de un globo alargado. Recubren el pene erecto como un guante delgado y recogen el semen en el momento de la eyaculación. Como es posible que a veces puedan tener algún defecto, el modo más eficaz de utilizarlos es con espermici-

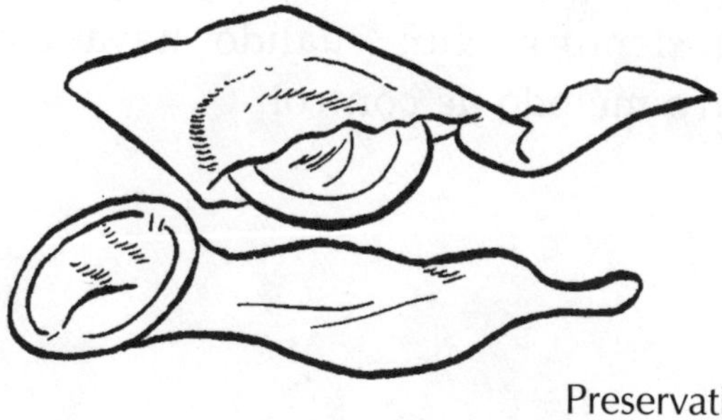

Preservativo

das. La mayoría de los que encontramos en el mercado son para hombres, pero también existen preservativos para mujeres, que son mucho más grandes y se colocan dentro de la vagina.

La colocación del preservativo masculino es muy sencilla. Vienen enrollados en pequeños envoltorios. Cuando el pene está en erección, hay que abrir el envoltorio, sacar el preservativo, colocarlo en la cabeza del pene y desenrollarlo hasta abajo, asegurándose de que en la punta del preservativo quede un espacio para que se deposite el semen. Utilizados correctamente y en cada encuentro sexual, los preservativos son un método eficaz de control de la natalidad. Y además cumplen una segunda función no menos importante. A diferencia de todos los demás métodos anticonceptivos, los preservativos contribuyen a evitar el contagio de enfermedades como el SIDA (hablaremos más sobre esto en el capítulo 7). Es por eso que una pareja debería utilizarlos siempre, aun cuando haya elegido además otro método de control.

Dónde adquirir productos para el control de la natalidad

Algunos métodos de anticoncepción, como los preservativos, los espermicidas y las esponjas, se pueden comprar en cualquier farmacia y también en algunos supermercados. Cualquiera puede adquirirlos, independientemente de la edad y del sexo.

Las jóvenes deben ir al médico ginecólogo para que les recete píldoras anticonceptivas, diafragmas, preservativos femeninos, les coloque el DIU o les aplique el implante subdérmico o la in-

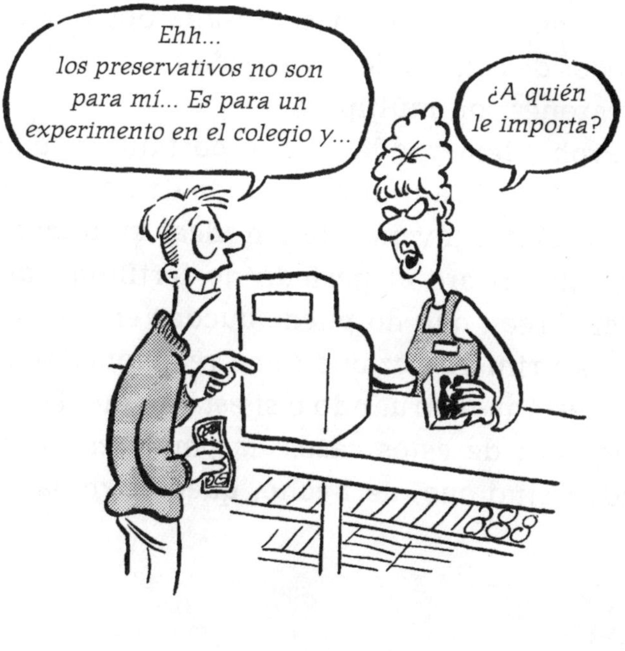
Ehh... los preservativos no son para mí... Es para un experimento en el colegio y...
¿A quién le importa?

yección hormonal. Toda joven que quiera obtener cualquiera de estos métodos anticonceptivos, debe hablar primero con sus padres. Pero si no desea hacerlo, puede adquirir anticonceptivos en los centros de planificación. Las consultas son confidenciales, es decir, que los médicos no pueden avisar a los padres.

Por qué fallan los métodos de control de la natalidad

Como tal vez ya sepas, la cantidad de embarazos entre los jóvenes ha aumentado durante los últimos años. Entonces, resulta obvio que los métodos de control de la natalidad a veces fallan. Las razones son múltiples.

Probablemente la más importante es que la pareja no utiliza ningún método de anticoncepción. Muchos jóvenes tienen ideas erróneas, en particular sobre el periodo de fertilidad de la mujer. Creen que no puede quedar embarazada si es la primera vez que tiene relaciones sexuales, si está menstruando o si está de pie. Pero en cualquiera de estos casos, las mujeres no sólo pueden sino que, de hecho, quedan embarazadas.

Otra de las razones es que el método elegido –como el del ritmo o la interrupción del coito– no resulta eficaz. O tal vez el método es eficaz pero a la persona le cuesta utilizarlo correctamente. Por ejemplo, una joven puede olvidarse de tomar las píldoras todos los días o puede tener dificultades en colocarse el diafragma. Utilizados en forma correcta, los diafragmas, los preservativos femeninos, los preservativos y las píldoras son muy seguros. El implante subdérmico, la inyección hormonal o los dispositivos intrauterinos también son seguros y cuentan con la ventaja de que la mujer no se tiene que preocupar por si los está utilizando del modo adecuado. Las esponjas son menos eficaces que los demás productos, pero siempre son mejores que nada.

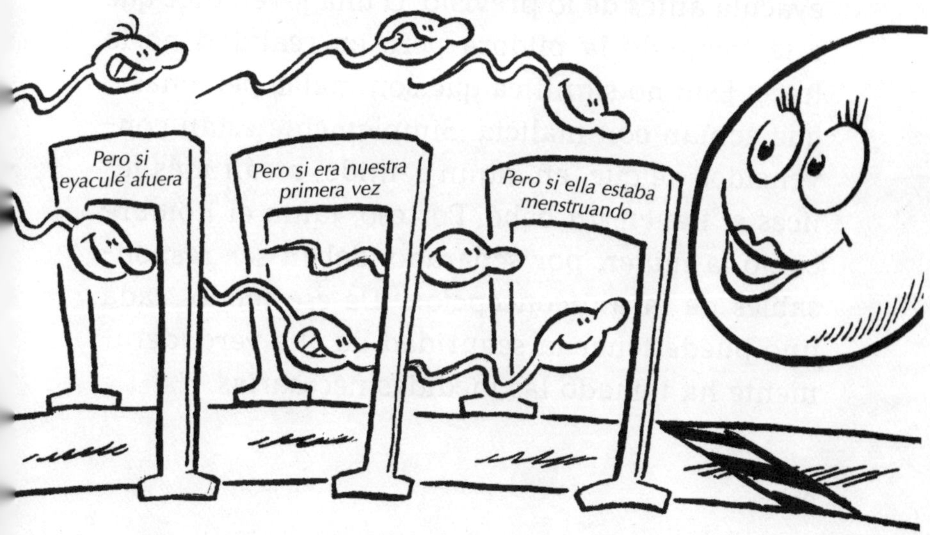
Pero si eyaculé afuera
Pero si era nuestra primera vez
Pero si ella estaba menstruando

A veces el método anticonceptivo no funciona porque la persona desea íntimamente que no funcione. Es posible que tanto los varones como las mujeres puedan sentirse en la necesidad de tener un bebé: ellos porque pueden creer que, al dejar embarazada a una mujer, demuestran que ya son hombres; y ellas tal vez deseen un bebé para tener la seguridad de que siempre habrá alguien que las quiera. Cuando están enamorados, muchos piensan que un hijo contribuirá a que la pareja se mantenga unida.

Lamentablemente, al sentirse así presionadas, algunas personas no son del todo honestas en cuanto al uso o no de métodos anticonceptivos. Un joven puede prometer que retirará el pene de la vagina a tiempo, y entonces "por casualidad" eyacula antes de lo previsto. O una joven dice que está tomando la píldora pero en realidad no lo hace. Esto no significa que son malas personas o que actúan con malicia. Simplemente están convencidos de que, en algún sentido, serán más felices si tienen un bebé. Por eso, tanto el hombre como la mujer, por separado, deben ser responsables de la anticoncepción. De ese modo, cada uno puede tener la seguridad de que verdaderamente ha tomado las medidas necesarias.

CAPÍTULO 7

Aprender a cuidarse

Hay muchas maneras de transmitir (pasar de una persona a otra) los gérmenes que causan las enfermedades. Es probable que estés familiarizado con aquellos que se transmiten a través del aire. Por ejemplo, cuando alguien que está resfriado o que tiene gripe estornuda o tose, manda gérmenes al aire y, si los respiras, también te puedes enfermar. Otras enfermedades se transmiten a través del agua.

También existen algunos gérmenes que se contagian en el intercambio sexual y producen las enfermedades de transmisión sexual (o ETS). Algunas de estas enfermedades son muy serias y otras, simplemente, una incomodidad. Entre las serias, el SIDA ocupa el lugar central. Aprender sobre las ETS y sobre el modo de protegerse constituye una parte importante del crecimiento.

Seguramente tienes muchísimas preguntas sobre las ETS y en especial sobre el SIDA. Como esta enfermedad presenta características que la diferencian del resto, la dejaremos para el final. Pasemos ahora a las otras ETS que también son serias.

Sífilis, gonorrea y clamidia

La sífilis, la gonorrea y la clamidia son tres ETS bastante comunes que, si no reciben tratamiento médico, pueden llegar a tener serias consecuencias a largo plazo. Aunque por lo general se transmiten en las relaciones sexuales, también hay otros modos de transmisión.

La sífilis provoca lesiones en la boca o en los genitales y, si apoyas la boca sobre esas lesiones,

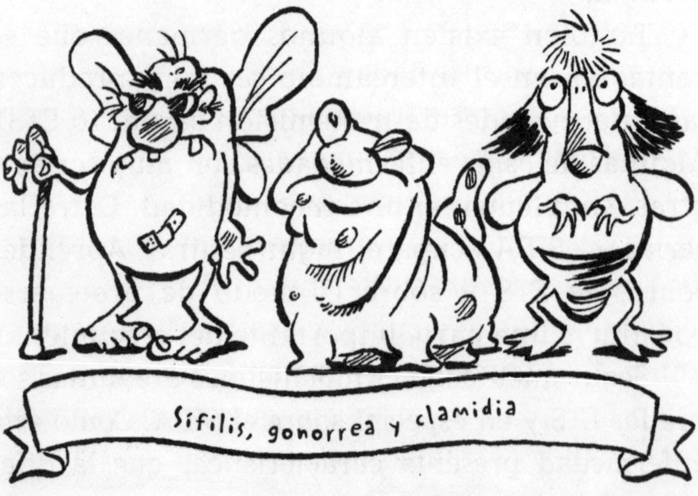

corres el riesgo de contagiarte. Una mujer embarazada que tiene sífilis, gonorrea o clamidia puede transmitir la enfermedad al bebé antes de que nazca o durante el parto.

Cuando la sífilis no se trata, puede producir ceguera, incapacidad para caminar, pérdida del control de la vejiga e incluso locura y muerte. Los bebés que contraen esta enfermedad dentro del vientre de sus madres pueden nacer ciegos, con retraso mental o con otros defectos graves. La gonorrea también puede producir ceguera en los bebés. La clamidia es de lejos la ETS más común y constituye una causa importante de esterilidad o incapacidad de tener bebés, especialmente en las mujeres. Una de las razones por las que la clamidia se ha propagado tanto es que no presenta síntomas y entonces las personas no saben que están infectadas. Como resultado, no se someten a ningún tratamiento y transmiten la enfermedad sin darse cuenta.

Tal como sucede con la clamidia, cuando la sífilis y la gonorrea no reciben tratamiento médico pueden causar esterilidad. Por suerte, hay medicamentos que curan estas tres ETS. Pero es importante comenzar el tratamiento tan pronto como sea posible, antes de que la enfermedad cause daños permanentes.

Herpes genital

Existen diferentes tipos de herpes. Algunos, como la varicela, no se transmiten sexualmente. El herpes labial o febril –lesiones con forma de ampolla que se ubican alrededor de la boca, la nariz y los ojos– puede contraerse por contacto con otra lesión que todavía no haya cicatrizado. Pero el herpes genital, que provoca lesiones dolorosas en el área genital, se contagia a través del contacto sexual.

A diferencia de la sífilis, la gonorrea y la clamidia, el herpes genital no tiene cura. Algunos fármacos contribuyen a que las lesiones desaparezcan, pero nunca destruyen los gérmenes completamente. Éstos se quedan quietos o inactivos, pe-

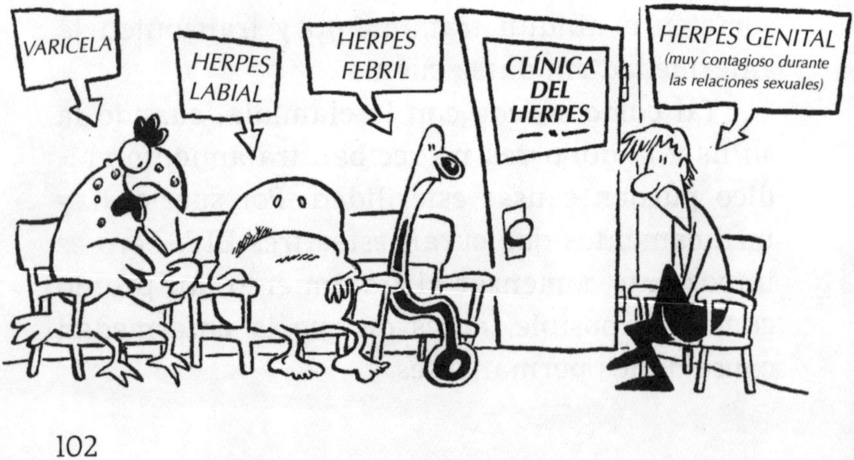

ro en algún momento vuelven a activarse y provocar nuevas lesiones.

Esta enfermedad es muy contagiosa. Se transmite fácilmente durante las relaciones sexuales, a través del contacto con lesiones, semen o fluidos vaginales infectados. Aunque por lo general el contagio se produce cuando hay lesiones, también ocurre cuando la persona infectada no presenta síntomas.

En las mujeres embarazadas con lesiones activas, el herpes suele ser la causa de abortos espontáneos, nacimientos prematuros y nacimiento del bebé muerto. También es posible que los bebés contraigan esta enfermedad antes o durante el parto, y las consecuencias pueden ser ceguera, daño cerebral y muerte. Afortunadamente, el tratamiento reduce la duración y gravedad del herpes activo y limita sus efectos nocivos.

Las verrugas genitales

En general, las verrugas genitales son indoloras y muy similares a las verrugas del resto del cuerpo. En los hombres, pueden aparecer en el pene, en el escroto y en el ano, y se contagian cuando los genitales de una persona se ponen en contacto directo con una verruga genital de otra persona. No se esparcen por otras partes del cuerpo, así como tampoco las demás verrugas se esparcen en los genitales.

La verruga genital constituye una ETS seria en tanto que puede ser una de las causas del cáncer de vagina o cuello del útero. Como varón, no tienes que preocuparte por contraer este tipo de enfermedades, pero seguramente no querrás contagiar a una joven que sí puede correr algún riesgo.

"Yo no me voy a contagiar"

Tal vez te resulte difícil imaginar que tú o tus amigos podéis contraer una ETS, pero cualquiera que tenga relaciones sexuales –independientemente del sexo, la raza o la religión– puede contagiarse. Poco importa si se trata de la primera relación sexual o si, por el contrario, hace años que mantienes relaciones sexuales.

De hecho, el principal grupo de personas con ETS oscila entre los quince y los veinticuatro años. Por eso, es importante que conozcas los síntomas, los lugares de tratamiento y los métodos de protección.

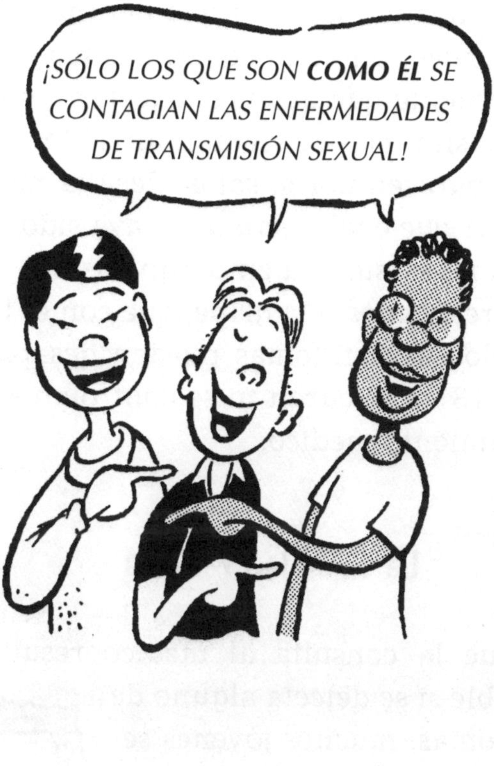
¡SÓLO LOS QUE SON **COMO ÉL** SE CONTAGIAN LAS ENFERMEDADES DE TRANSMISIÓN SEXUAL!

Síntomas de alerta

Heridas, sarpullidos, llagas o verrugas en los genitales, en el ano o en la boca, dolor o una sensación de ardor cuando orinas, dolor durante las relaciones sexuales, inflamación o picazón en la zona genital o en el ano, o una secreción poco común del pene, son todos síntomas que tal vez te estén indicando la presencia de una ETS. Deberás entonces consultar con el médico.

Es frecuente que quienes detectan uno o varios de los síntomas se sientan aliviados cuando éstos desaparecen por sí solos. Resulta más sencillo pensar que cualquiera que haya sido el problema, ya no existe. Sin embargo, las ETS no son como los resfriados o la gripe, que con el tiempo se van solos. Los síntomas pueden desaparecer, pero las ETS no se curan ni se controlan si no es bajo tratamiento médico.

La consulta médica

Aunque la consulta al médico resulta imprescindible si se detecta alguno de estos síntomas, muchos jóvenes se aterrorizan ante la sola idea. Después de todo, nunca es fácil decirles a los padres: "¿Sabéis? Creo que me contagié una de esas horribles enfermedades de transmisión sexual. ¿Me lleváis al médico?". Y para

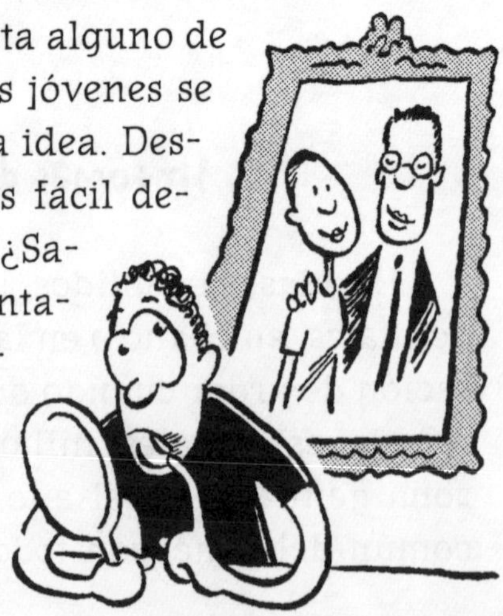

muchos jóvenes, reconocer frente a sus padres que han tenido relaciones sexuales es aun peor que haberse contagiado una grave enfermedad.

Si tus padres ya saben que has tenido relaciones o si anteriormente has hablado con ellos sobre el sexo o las ETS, te sentirás lo bastante cómodo como para pedirles ayuda. Aun cuando pienses que te resultará difícil contarles tu problema, siempre es bueno intentarlo. Pero si esto te parece imposible, entonces recurre a un centro de planificación. Recuerda que estos centros ofrecen tratamientos confidenciales, es decir, que los médicos no pueden informar a tus padres sobre la consulta.

La prevención de las ETS

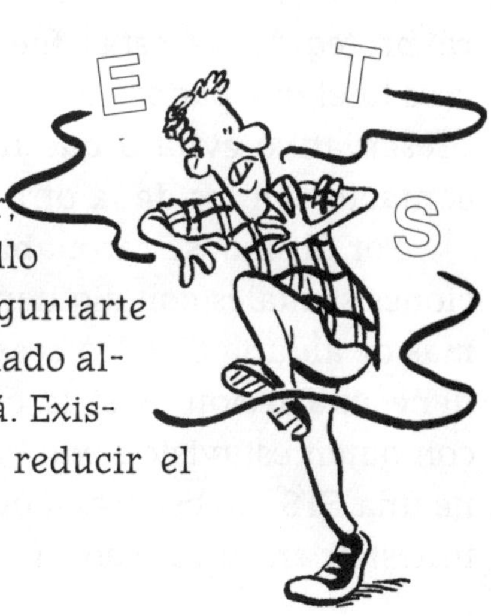

En primer lugar, es mucho más sencillo evitar las ETS que preguntarte luego si te has contagiado alguna o cómo se curará. Existen varias formas de reducir el riesgo de contagio.

Como se trata de enfermedades de transmisión sexual, una forma de prevenirlas es no tener relaciones sexuales. No para siempre, por supuesto. Sin embargo, a veces es una buena idea dejar el sexo para más adelante, para cuando seas un poco mayor y más maduro. Como vimos en el capítulo 6, no todo el mundo está preparado emocionalmente para tener relaciones sexuales durante los primeros años de la adolescencia. Y la espera tiene también una ventaja adicional: prevenir las ETS.

Pero si tienes relaciones sexuales, la mejor protección son los preservativos. Las ETS se contagian cuando los genitales entran en contacto con lesiones, piel, fluidos vaginales o semen infectados. Si utilizas preservativos, el pene quedará protegido de estas fuentes de contagio. Y si eres tú el que padece una de las enfermedades, el preservativo evitará que tus genitales entren en contacto con los de la otra persona.

Por último, sé razonable. No mantengas relaciones sexuales con alguien que manifieste síntomas de alguna ETS. No beses a nadie en la boca si tiene una lesión. Y si te enteras de que alguien con quien estuviste sexualmente involucrado tiene una ETS, no esperes a que los síntomas se manifiesten en tu cuerpo. Házte un control médico.

El SIDA
(Síndrome de Inmunodeficiencia Adquirida)

Hay dos factores que hacen del SIDA una ETS especial: en primer lugar y aunque se ha avanzado mucho, no tiene de momento una cura total, aunque sí existen fármacos que ayudan a controlar el virus que lo origina; en segundo lugar, casi todo aquel que lo contrae, si no dispone del tratamiento adecuado, desarrolla la enfermedad.

El SIDA es causado por un virus denominado "virus de inmunodeficiencia humana", o VIH. Actúa atacando las células del cuerpo que nos protegen de las enfermedades. Una vez destruidas, el cuerpo es incapaz de defendernos contra el cáncer y las infecciones, que con el tiempo terminan siendo fatales.

Se dice que alguien tiene SIDA cuando se desarrolla la enfermedad en una persona que previamente era VIH positivo.

Sin embargo, es posible estar infectado con el VIH durante muchos años antes de que el sistema inmunológico comience a derrumbarse produciendo la enfermedad. Hasta entonces, la persona puede tener un aspecto saludable y no manifestar síntomas de la enfermedad. No obstante, aun cuando no tenga síntomas, la persona infectada puede transmitir el VIH.

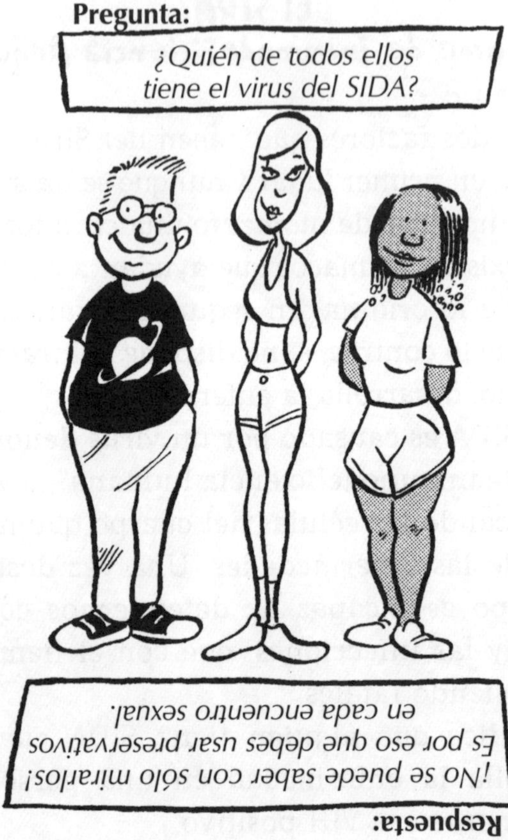
Pregunta:
¿Quién de todos ellos tiene el virus del SIDA?
Respuesta:
¡No se puede saber con sólo mirarlos! Es por eso que debes usar preservativos en cada encuentro sexual.

El virus se transmite a través de la sangre, del semen y de los fluidos vaginales. Así, una fuente de contagio son las relaciones sexuales. Pero el VIH también se transmite cuando varias personas comparten agujas para inyectarse drogas ilegales porque, una vez utilizadas, éstas conservan restos de sangre. Y como con cualquier otra ETS, la mujer embarazada puede contagiar el VIH al bebé cuando todavía está en su vientre. Algunos años atrás, el VIH también se propagaba mediante las transfusiones de sangre. Pero hoy en día en casi todos los países desarrollados toda la sangre que se usa para las transfusiones se examina previamente para controlar que no contenga el virus.

No se contrae el VIH a través del trato cotidiano con una persona infectada, porque los gérmenes no sobreviven al aire libre. Es decir, que no te puedes contagiar si abrazas a alguien infectado, bebes de su vaso o compartes comida, utilizas el mismo teléfono, usas los baños públicos, nadas en una piscina o te sientas en un *jacuzzi*, o si la persona infectada estornuda frente a ti. Tampoco si lo besas con suavidad. Y definitivamente no adquirirás el VIH si donas sangre, o si el médico o la enfermera te recetan una inyección.

Como sucede con otras ETS, el VIH no discrimina. Cualquiera que tenga relaciones sexuales o comparta agujas con una persona infectada puede contagiarse, independientemente de la edad, el sexo, la raza o el hecho de ser heterosexual, homosexual o bisexual.

Cómo tratar el VIH

Aunque los científicos todavía no han descubierto el modo de curar el VIH, han hecho grandes progresos en los tratamientos de esta enfermedad. Desde hace tiempo se hallan disponibles nuevos fármacos que, al menos por un tiempo, ayudan a eliminar de la sangre la mayor parte del virus. Se ha avanzado mucho y muchos de los que han tomado estos medicamentos se encuentran mejor. Esto es sin duda una excelente noticia. Pero desafortunadamente, el éxito de los fármacos llevó a algunos a creer que el VIH ya no representaba un problema serio. Piensan: "Si me contagio, ahora hay medicamentos que me curan". Sin embargo, éstas no funcionan en todos por igual, y es posible que después de un tiempo dejen de tener efecto, incluso para quienes en algún momento resultaron efectivas.

Cómo prevenir el contagio del VIH

Por ahora no existen vacunas que impidan el contagio del VIH, pero algunos de los principales métodos que sirven para prevenir las otras ETS funcionan igualmente bien cuando se trata de este virus. Si no tienes relaciones sexuales o si no compartes agujas para inyectarte drogas ilegales, no tienes por qué preocuparte. En el caso de que tengas relaciones sexuales, es imprescindible que uses preservativos, y no de vez en cuando, sino siempre.

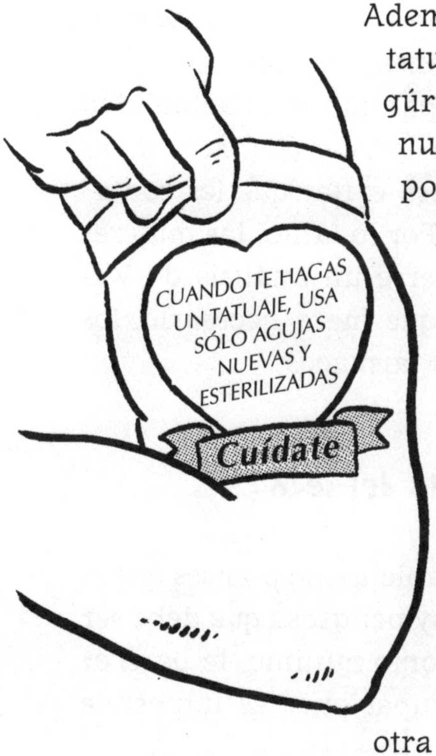

Además, si eliges hacerte un tatuaje, sé cuidadoso. Asegúrate de que la aguja sea nueva y esté esterilizada, porque si ha sido utilizada previamente, corres el mismo peligro que los que comparten una aguja para inyectarse drogas. El mismo cuidado debe tenerse con el equipo para perforar las orejas u otras partes del cuerpo: debe estar esterilizado.

En cambio, buscar síntomas del VIH en la otra persona antes de tener relaciones sexuales no resulta muy útil, porque los síntomas suelen tardar bastante en manifestarse y en especial en los jóvenes, ya que probablemente no hace mucho tiempo que se contagiaron. Por eso, es difícil que puedas saber si una persona está o no infectada. Y por lo general, los varones de tu edad portadores del VIH tampoco lo saben.

Como no hay modo de adivinar quién tiene el VIH, es imprescindible que uses preservativos cada vez que tengas relaciones sexuales.

Es importante que sepas que en la actualidad los médicos suministran ciertos fármacos a las mujeres embarazadas para evitar que les contagien el virus a sus hijos. Por lo tanto, las mujeres embarazadas deben hacerse un análisis de VIH para que, en el caso de que fuera necesario, los médicos les receten estos fármacos.

¿Desilusionado del sexo?

A estas alturas, probablemente pienses que el sexo es una actividad muy peligrosa que debe ser evitada a toda costa. O como mínimo, te parecerá que con tantas preocupaciones es imposible que sea algo placentero.

De ningún modo. El sexo es una parte hermosa y completamente natural de la vida. Y el hecho de tener que cuidarse no lo arruina. Después de todo, te ajustas el cinturón de seguridad cuando te subes en un coche, usas un casco cuando vas en motocicleta o te pones un salvavidas cuando navegas, y nada de esto te quita la emoción del vértigo.

Lo más importante de todo es que tomes precauciones y que uses siempre el preservativo cuando tengas relaciones sexuales.

nes de tela, te ajustas el cinturón de seguridad cuando te subes en un vehículo, usas un casco cuando vas en motocicleta, te pones un salvavidas cuando navegas y nada de esto te quita la emoción del viaje.

Lo más importante de todo es que tomes precauciones y que uses siempre el preservativo cuando tengas relaciones sexuales.

CAPÍTULO 8

"¿Es normal lo que me está pasando?"

La mayoría de los varones (y de las mujeres) que atraviesan el periodo de la pubertad se preguntan si lo que les está sucediendo es normal. Muchos tienen miedo de que, entre tantos cambios, algo salga mal. Como no saben exactamente qué esperar, pasan gran parte del tiempo comparándose con otros chicos de su edad. Deducen que si son como todos los demás, entonces las cosas marchan bien.

El único problema es que "normal" y "como todos los demás" a menudo no son lo mismo. Se entiende que un varón es normal cuando es sano y se desarrolla tal como corresponde. En cambio, cuando los adolescentes usan la expresión "como todos los demás", no quieren decir como todos los demás, sino como la mayoría de los que conocen o como aquellos a los que querrían parecerse.

A veces, te preocupas más por ser como tus amigos que por ser normal. Pero en realidad hay una gran diferencia. En uno o dos años, muchas de las cosas que hoy te hacen sentir diferente –por ejemplo, ser siempre el más bajo– ya no te importarán. Y muchas de las que hoy no te gustan, como el tono de tu voz, pueden estar, con el tiempo, entre tus preferidas.

Mientras tanto, te ayudará mucho contar con alguien mayor para hacerle esas preguntas que tanto te preocupan. La mejor persona suele ser tu padre. Pregúntale cómo hizo durante su pubertad. Aunque te parezca increíble, probablemente se sentirá halagado por el interés que demuestras por su experiencia y por sus palabras. También puedes recurrir a tus hermanos mayores, a algún entrenador, e incluso a los padres de tus amigos.

Pero no te olvides de tu madre. Muchos varones descubren que ellas, aunque son mujeres, también conocen muy bien el cuerpo masculino y los cambios por los que atraviesa una mujer. Y tu madre es una buena fuente de información sobre lo que les sucede a las niñas de tu edad. Después de todo, ella también fue alguna vez adolescente.

También puede resultarte útil saber lo que les preocupa a otros chicos de tu edad. Veamos algunos ejemplos:

"Me están saliendo unos bultos pequeñitos y raros alrededor del pene. ¿Cómo hago para quitármelos?".

A muchos les inquieta la presencia de pequeños bultos en la piel que rodea la base del pene. Aunque suelen confundirse con granitos, es en realidad el vello púbico que intenta abrirse paso a través de la superficie de la piel. Cuando lo logre, los bultos desaparecerán. En la piel que rodea el pene y el escroto también hay bultos producidos por las glándulas sebáceas y sudoríparas, que se han activado hace poco. Son las responsables de que la piel de los genitales sea ahora más húmeda.

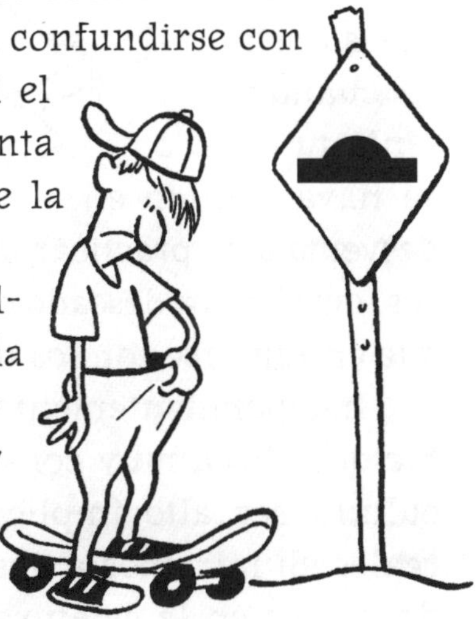

"Según el médico, no voy a crecer mucho. Dice que soy normal; pero, si eso es cierto, ¿por qué mi padre está tan preocupado? ¿Hay algo que me haga crecer más?".

Tu padre puede sentirse preocupado por varias razones. Si él también es más bien bajo, tal vez haya recibido burlas sobre su estatura cuando tenía tu edad o se haya sentido en desventaja al practicar deportes. Entonces, quizá haya deseado que su hijo no tuviera que enfrentarse con los mismos problemas.

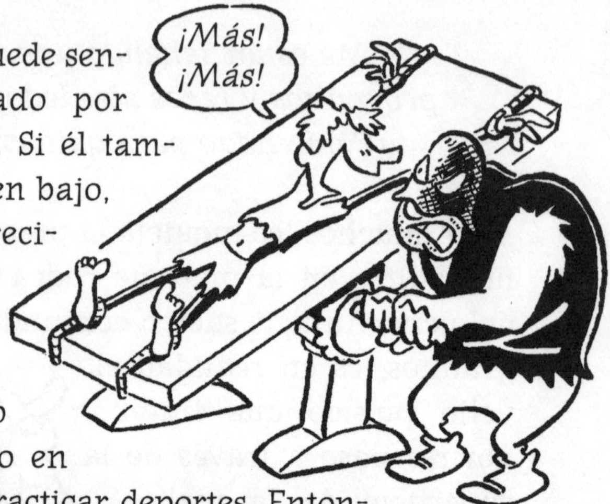

Independientemente de su altura, es probable que él sea muy consciente de que en nuestra cultura ser alto implica una serie de ventajas reales. Si miramos a dos hombres iguales en todo menos en la estatura, suele considerarse que el alto es más atractivo, más agradable y más capaz que el bajo.

Pero es importante recordar que existen muy pocas ocasiones en que dos personas difieren únicamente en la estatura. Y son en general las otras cualidades —como el carácter, la inteligencia, el talento, la consideración por los demás y el hecho de ser una buena persona— las que revisten una importancia mayor que la altura.

Para aquellos que tienen un problema real de estatura, existe un fármaco, conocido como "la hormona de crecimiento", que puede ayudarlos a incrementar un poco la altura. Pero el fármaco no surte efecto en aquellos jóvenes que producen por sí solos la cantidad suficiente de esta hormona. Como seguramente tu desarrollo es normal, no hallarás ningún beneficio con el tratamiento.

Entonces, lo mejor que puedes hacer es aprovechar al máximo las cosas con las que estás conforme y tratar de no preocuparte sobre la altura que alcanzarás con el tiempo.

Y ya que estamos, tal vez te interese saber que hay muchos hombres famosos que indudablemente no se sintieron en desventaja por ser bajos. La estatura promedio del hombre adulto en los EE UU es de 1,75 m. Eso significa que, entre "los hombres más bien bajos", nos encontramos con Sylvester Stallone (1,70 m), el director de cine Spike Lee (1,68 m) y el jugador de la NBA Muggsy Bogues (1,61 m).

"Mi pene está torcido. Cada vez que tengo una erección se curva hacia la izquierda. ¿Por qué no es derecho, como en todas las películas que he visto?".

Existen muchos tipos distintos de erecciones –no sólo las que se muestran a modo de ejemplo– y todas absolutamente normales. Cuando están erectos, muchos penes son derechos pero otros se curvan en alguna dirección. Están también los que apuntan hacia arriba, los que quedan perpendiculares al cuerpo, y muchos adoptan una posición intermedia. Todas estas erecciones son normales.

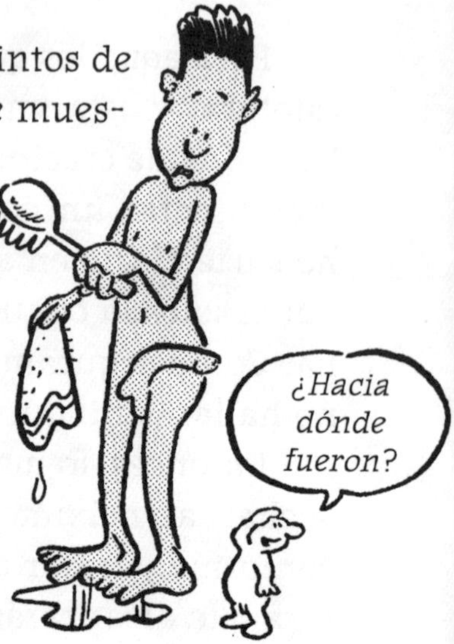

"¿Por qué los testículos se arrugan y se vuelven más pequeños cuando tengo frío?".

Posiblemente hayas notado que los testículos y el escroto se encogen y se acercan al cuerpo cuando sientes frío y que, cuando tienes calor o fiebre, cuelgan más abajo. Ésa es simplemente la forma en que el esperma se conserva a la temperatura correcta. De hecho, la razón por la que los testículos están fuera del cuerpo es justamente para mantenerlos a una temperatura adecuada.

Como el esperma se fabrica a una temperatura menor que la del resto del cuerpo, los testículos se ubican fuera, donde el aire los refresca. Si sientes calor, el escroto se aleja del cuerpo, pero si los testículos se enfrían demasiado, necesitan calor y entonces se acercan.

"A veces, cuando no hay nadie en casa, mi primo y yo nos masturbamos. Leí que eso es lo que hacen los homosexuales. ¿Significa que soy un homosexual?".

No es raro que un varón mire a otro masturbarse o que se masturbe con un grupo de amigos. Tampoco, que dos chicos se masturben entre sí. El hecho en sí mismo no quiere decir que seas homosexual o que, cuando crezcas, lo serás.

Los varones o las mujeres homosexuales, en lugar de sentir atracción por el sexo opuesto, se sienten atraídos por personas de su mismo sexo. Si de adulto descubres que principalmente te interesan las experiencias sexuales con otros hombres, entonces serás considerado un homosexual. Pero durante la pubertad, muchos comienzan explorando los cuerpos y las sensaciones con personas de su mismo sexo. Participar en este "juego sexual" no determina tu sexualidad futura.

"Me han salido unas líneas de color claro en las nalgas, que van de arriba abajo. Como mi piel es bastante oscura, se notan mucho. Mi madre me ha dicho que son estrías, pero yo pensaba que sólo las mujeres embarazadas tenían estrías. ¿Qué son en realidad? ¿Cómo me las quito?".

Tanto a los varones como a las mujeres les pueden salir estrías. Aparecen cuando la piel crece demasiado rápido y pierde elasticidad. El embarazo es un buen ejemplo, pero otra de las causas más comunes es el estirón propio de la pubertad. Es frecuente que, durante este periodo, las jóvenes desarrollen estrías en los pechos, y seguro que tampoco se sienten muy contentas. A los adolescentes que en poco tiempo crecen mucho les pueden salir estrías en las piernas o en el torso. Y también pueden aparecer en cualquier parte del cuerpo con el aumento repentino de peso. No puedes hacer nada para borrarlas, pero es normal que con el paso del tiempo vayan perdiendo el color y se vuelvan menos notorias.

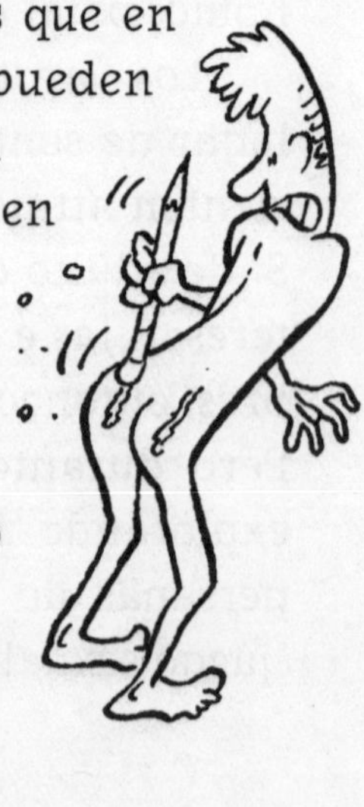

"Soy alto pero todavía tengo el pene y los testículos muy pequeños. ¿Qué es lo que anda mal?".

Lo más seguro es que no haya nada que ande mal, pero es difícil contestar esta pregunta sin saber tu edad y lo que quieres decir exactamente con "muy pequeños". Si tienes doce años y los testículos no han empezado a crecer, es que aún no has entrado en la pubertad.

Por otro lado, tal vez los testículos están creciendo, pero no tanto como tú crees que deberían. Puede resultarte útil medirlos con el diagrama del orquidómetro de la página 41. Si han alcanzado el tamaño del cuarto óvalo, entonces ya entraste en la pubertad, y simplemente no estás desarrollándote tan rápido como querrías. En este caso, te ayudará pensar que los varones que atraviesan la pubertad a un ritmo más lento, a la larga terminan madurando como los demás.

Sin embargo, existen algunos problemas médicos que pueden interferir con el desarrollo de un joven. Si tienes quince años y no has experimentado *ninguno* de los cambios en los genitales sobre los que hemos hablado en el capítulo 2, entonces es conveniente que consultes a un médico.

Pero no hace falta que tengas un problema para que hagas la consulta: el solo hecho de sentirte preocupado es suficiente. Aunque un libro como éste te puede resultar útil, no existe libro alguno que conteste a todas tus preguntas del mismo modo que un médico, y seguramente te sentirás aliviado al saber que todo marcha bien.

"Desde que empecé sexto grado, todas mis compañeras me llaman por teléfono. Y hay una que no hace más que invitarme a salir. Mi hermano piensa que es una situación genial. Él y mi padre dicen que voy a ser un verdadero don Juan. Pero no quiero ser un don Juan y no quiero salir con mujeres. ¿Por qué no puedo seguir haciendo las cosas de siempre con mis amigos?".

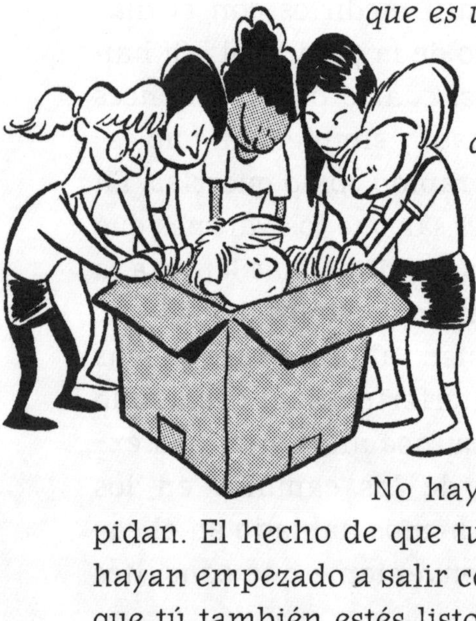

No hay motivos que te lo impidan. El hecho de que tus compañeros de clase hayan empezado a salir con mujeres no significa que tú también estés listo. Quizá no tengas control sobre el ritmo al que se desarrolla el cuerpo, pero las cosas que te interesan y que disfrutas siguen siendo una elección tuya. Así que tómate tu tiempo.

Tanto los varones como las mujeres pueden sentirse presionados a demostrar interés por el otro sexo. En general, la presión viene de los demás compañeros. Pero los padres también pueden ejercer una presión sutil, como cuando esperan que te alegres porque les gustas a las chicas, cuando a ti en realidad no te importa en absoluto. Te aliviará saber que muchos se sienten como tú, aunque algunos tienen miedo de admitirlo porque no quieren pasar por chicos raros.

CAPÍTULO 9

"¿Qué pasa si...?"

Muchos chicos no sólo se angustian pensando si su desarrollo es normal, sino que además se sienten preocupados porque alguno de los cambios que atraviesan salga mal en el futuro. Otros se preguntan qué hacer en el caso de que tengan que enfrentarse con alguna de las difíciles situaciones que inquietan a los chicos de su misma edad.

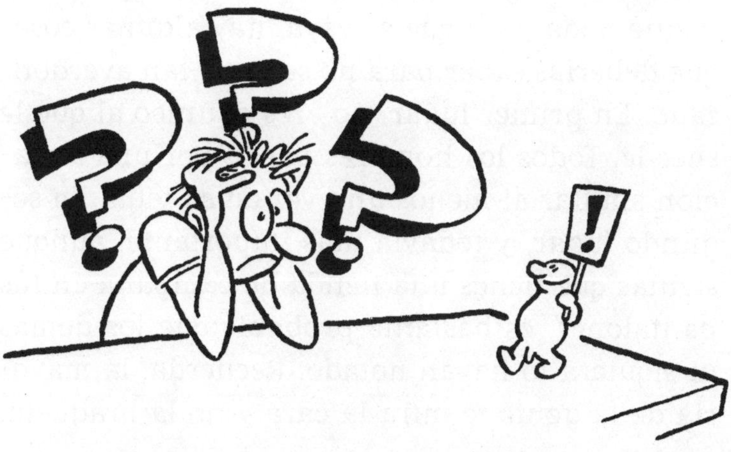

Si te has hecho esas preguntas que comienzan con "¿qué pasa si...?", entonces en este capítulo tal vez encuentres las respuestas. Pero de no ser así, habla sobre aquellos temas que te preocupan con tu padre, con un tío o con algún otro adulto con el que te sientas cómodo. Es probable que, de jóvenes, también se hayan formulado las mismas preguntas y entonces se alegrarán de poder ayudarte.

"¿Qué pasa si tengo una erección cuando estoy dando una lección frente a toda la clase?".

Resulta muy embarazoso tener una erección cuando no quieres, sobre todo si estás delante de mucha gente. Aunque no puedes hacer prácticamente nada para que se vaya, hay algunas cosas que deberías saber para no sentirte tan avergonzado. En primer lugar, no eres el único al que le sucede. Todos los hombres pasan por una situación similar al menos una vez en su vida. En segundo lugar, y todavía más importante, aunque sientas que tienes una tienda de campaña en tus pantalones, es bastante probable que los demás ni siquiera lo hayan notado. Recuerda: la mayoría de la gente te mira la cara y no la bragueta.

Y aun cuando miren para abajo, la ropa cumple un buen papel para disimular la erección.

"Mi tía y mi tío no pueden tener hijos. Mamá dice que son estériles. ¿Esto es hereditario? ¿Qué pasa si me sucede a mí?".

La esterilidad, o la dificultad para tener hijos, tiene varias causas, pero no es hereditaria. En un 40% de los casos, la mujer es la que no puede concebir; en el otro 40% es el varón. En el porcentaje restante, es posible que ambos tengan problemas que causen la esterilidad, o tal vez los dos son aparentemente normales pero todavía no han podido concebir.

En los hombres, la esterilidad es en general el resultado de que producen pocos espermatozoides o de que sus espermatozoides no son lo suficientemente activos. A veces este problema se soluciona mediante la fertilización asistida: técnicas médicas específicas que consisten en acumular la cantidad necesaria de esperma activo y colocarlo luego dentro del cuerpo de la mujer.

Las causas que provocan la esterilidad en las mujeres pueden ser varias. Por ejemplo, algunas tienen problemas para ovular, es decir, para liberar un óvulo maduro. En otras, las trompas de

Falopio presentan cicatrices, causadas por infecciones previas, que obstruyen el paso de los óvulos hacia el útero. Como vimos en el capítulo 4, la mujer produce cada vez menos óvulos a medida que envejece, hasta que finalmente deja por completo de ovular. Esto significa que, después de los treinta o de los treinta y cinco, es más difícil que queden embarazadas.

Pero además, la mujer tiene que ser capaz de llevar al bebé en su vientre hasta que se haya desarrollado lo suficiente como para vivir por sí solo. Algunas conciben sin dificultad, pero luego tienen abortos espontáneos y el bebé nace cuando todavía no está preparado para sobrevivir.

En los últimos años, los adelantos médicos han hecho posible que muchas parejas estériles tuvieran hijos. Sin embargo, sigue siendo más sencillo prevenir que curar. Por ejemplo, cuando las ETS como la sífilis, la gonorrea y la clamidia no reciben tratamiento, pueden causar esterilidad. Por eso, si sospechas que puedes tener alguna de estas infecciones, es importante que consultes al médico.

"¿Qué pasa si, mientras tengo relaciones con una mujer, sin querer me hago pis dentro?".

Muchos se preguntan si el varón puede orinar de forma accidental dentro de la mujer cuando eyacula. Por suerte, la naturaleza ha diseñado tu cuerpo para que esto no suceda. En el momento previo a la eyaculación, una válvula cierra temporalmente la vejiga para que la orina no se escape.

"El año pasado, mi padre dejó a mi madre y ahora vive con otro hombre. No le molesta que la gente sepa que es homosexual, pero a mí sí me molesta. ¿Qué pasa si mis amigos se enteran? ¿Pensarán que yo también soy homosexual?".

A los jóvenes les suele resultar difícil enfrentarse con el hecho de que uno de sus padres sea homosexual. Muchos tienen miedo de que sus amigos piensen que ellos también son homosexuales y, entonces, eviten su compañía. A veces se preguntan con inquietud si esto implica que ellos también, cuando crezcan, serán homosexuales.

Por eso, es importante que sepas que la sexualidad de tus padres no determina la tuya. No existen pruebas de que los hijos de homosexuales sean más propensos a la homosexualidad que los hijos de heterosexuales.

En lugar de ocultar que uno de sus padres es homosexual, algunos prefieren contárselo a sus amigos. Esto tiene dos ventajas. En primer lugar, no tienes que preocuparte en andar disimulando, por lo menos delante de aquellos a quienes les has confiado la verdad. Y en segundo lugar, puedes controlar qué decirles y cuándo hacerlo.

En el caso de que decidas compartir la información, es una buena idea elegir cuidadosamente con quién hablarás sobre el tema. Asegúrate de que sea un buen amigo, alguien en quien puedas confiar y que no aproveche esta oportunidad para andar con rumores. También recuerda que la manera en que lo cuentes tendrá una gran influencia en la reacción de tus amigos. Si te comportas como si les estuvieras contando un secreto horrible y vergonzoso, es probable que ellos así lo sientan. Pero si les dices de un modo natural y despreocupado algo así como "mi padre es homosexual, pero sigue siendo un padre excelente y yo lo quiero mucho", entonces tus amigos no le darán mayor importancia al asunto.

"Hasta los trece años yo era muy
bueno en los deportes. Pero ahora soy

un desastre. ¿Qué me ha pasado?
¿Y si me quedo así para siempre?
¿Qué puedo hacer para jugar como antes?".

Seguramente has crecido bastante durante este último tiempo y entonces es normal que el cuerpo no te responda tan bien como antes. El cerebro tardará en aprender a coordinar tus brazos, piernas, pies y manos con sus nuevas dimensiones. Es por eso que muchos adolescentes pasan por un periodo de torpeza que, como es lógico, se vuelve más evidente en actividades que requieren coordinación, como los deportes. Aunque te resulte difícil, trata de ser paciente. En poco tiempo comenzarás a dominar otra vez el cuerpo y descubrirás que has recobrado tu habilidad para los deportes.

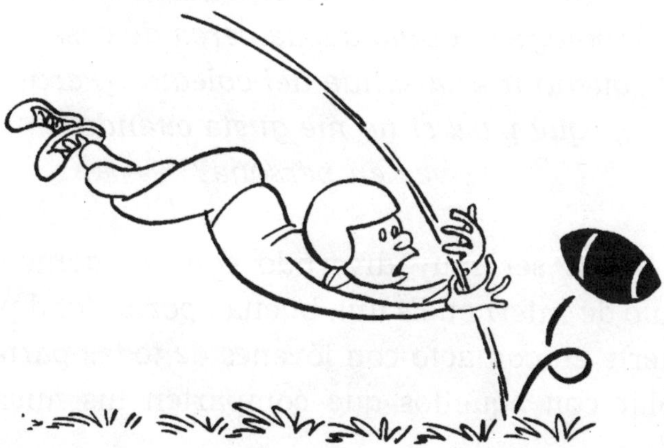

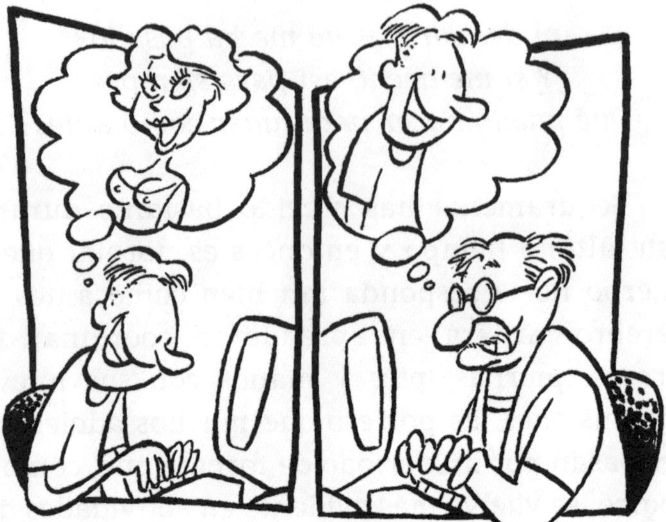

"En Internet conocí a una chica que me cayó muy bien. El mes que viene, vendrá con su familia a mi ciudad y quiere que nos encontremos en el zoológico. Como queda cerca de casa, puedo ir a la salida del colegio. ¿Pero qué pasa si no me gusta cuando la vea en persona?".

Puede ser muy divertido conocer gente por medio de Internet. Es una buena oportunidad para ponerte en contacto con jóvenes de todas partes y hablar con aquellos que comparten tus mismos gustos. Pero, a pesar de todas estas ventajas, existen también algunos riesgos. De manera que haces bien en dudar de encontrarte con tu amiga.

Tal vez el mayor problema es que no haya forma de saber con seguridad si realmente son quienes te dicen que son. Por ejemplo, puede suceder que un hombre de cuarenta años finja que es una muchacha de doce o un varón de catorce para conocer gente joven. Como te imaginarás, hay algo que no funciona nada bien en un hombre de edad media que utiliza esta clase de trucos. Por desgracia, estas personas saben fingir muy bien su identidad, y entonces resulta difícil descubrirlas.

Sin embargo, basta con que respetes algunas reglas sencillas para asegurarte de que tu amigo es alguien en quien se pueda confiar. Primero, pídeles permiso a tus padres antes de dar información sobre ti o sobre tu familia, como tu dirección o teléfono, el lugar donde ellos trabajan o el nombre y la ubicación de tu colegio. También pregúntales si puedes mandar fotos, y aun cuando tus amigos *on-line* te manden fotos, ten en cuenta que tal vez los de las fotos no sean ellos.

Nunca aceptes un encuentro sin preguntarles antes a tus padres. Incluso si te autorizan, pídeles que te acompañen la primera vez y organiza el encuentro en un lugar público. De ese modo, os podéis conocer en un ambiente seguro, y si tu amiga es quien había dicho que era pero descubrís que en persona no os lleváis tan bien, tus padres pueden ayudarte a poner un pretexto amable.

Recuerda además otros consejos cuando te comuniques con alguien por medio de Internet. No contestes ningún mensaje que sea malicioso, amenazador o que te ponga incómodo y, además, avísales a tus padres. No es tu culpa, y la gente que los manda, está abusando de ti y de Internet. Por último, junto con tus padres, establece reglas sobre el momento del día y durante qué tiempo puedes estar conectado. Después, cumple las reglas.

"El mes pasado, durante un partido de fútbol, me golpearon muy fuerte en los testículos. Los otros chicos se rieron, pero a mí me dolió tanto que apenas podía respirar. ¿Y si me hice una lesión seria? Aunque no haya sido nada, tengo miedo de volver a jugar ¿Qué pasa si me golpean otra vez?".

Recibir un golpe en los testículos es una de las experiencias más dolorosas que un hombre puede tener. El solo hecho de ver a otro en esta situación extremadamente vulnerable y dolorosa hace que los demás se sientan indefensos y asustados. La risa es una forma de espantar la angustia y el miedo.

Puede ser difícil imaginar que algo tan doloroso no te haya lastimado seriamente; pero, en

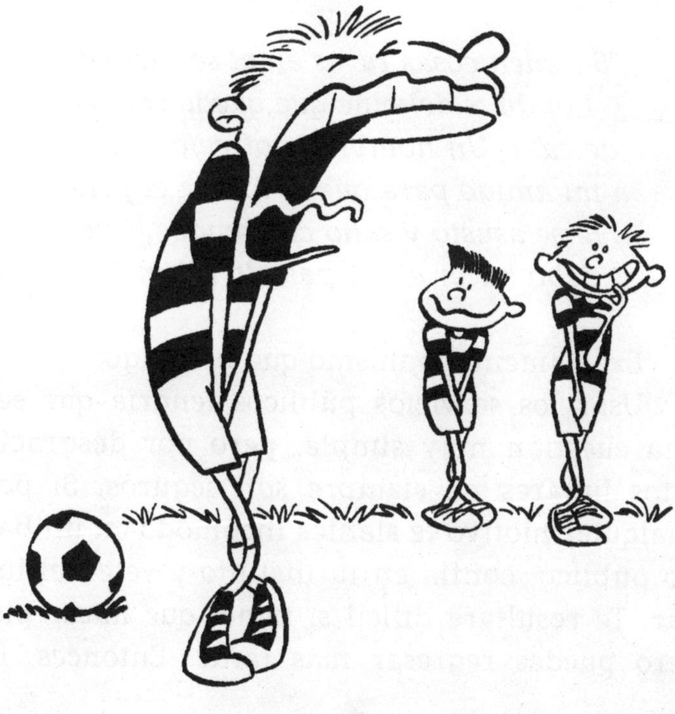

casi todos los casos, recibir un golpe en los testículos no causa un daño permanente. Sin embargo, si sigues sintiendo dolor o notas algo extraño, debes consultar con el médico.

Es comprensible que quieras evitar las situaciones en que esto se vuelva a repetir, pero te resultará difícil si deseas llevar una vida normal. Sin embargo, puedes tomar algunas precauciones para reducir el riesgo del golpe. Por ejemplo, si juegas deportes de contacto, es buena idea usar un protector.

"Suceden cosas raras en el servicio de hombres del cine que queda cerca de casa. Un hombre le ofreció dinero a mi amigo para que le tocara el pene. Él se asustó y salió corriendo. ¿Qué debo hacer si me pasa lo mismo?".

Exactamente lo mismo que tu amigo.

Usar los servicios públicos tendría que ser una cuestión muy simple, pero por desgracia estos lugares no siempre son seguros. Si por cualquier motivo te sientes incómodo en un baño público, confía en tu instinto y vete del lugar. Te resultará difícil si tienes que hacer pis, pero puedes regresar más tarde. Entonces, la persona que te puso incómodo tal vez se haya ido o haya otras personas en el baño, y entonces te sentirás más seguro. Trata de contarle lo que te sucedió a algún empleado del cine. Y por último, si alguien te sujeta o trata de impedir que te vayas, grita con todas tus fuerzas y haz tanto ruido como puedas. No te sientas avergonzado: no eres tú el que está haciendo algo malo.

"*¿Qué pasa si me pillo el pene con la cremallera?*".

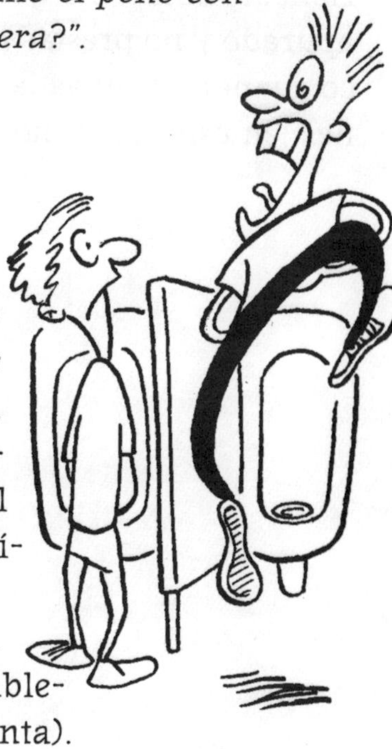

Esto sucede más a menudo de lo que crees. ¡Y realmente duele mucho! La piel suelta del escroto es más propensa que la del pene a quedarse atrapada en la cremallera, pero el procedimiento para desengancharla es el mismo. Primero, tranquilízate. Baja la cremallera lo más suave posible hasta que la piel se libere (probablemente te duela, pero aguanta).

Una vez que te hayas desenganchado de la cremallera, colócate hielo en el área lastimada; así no se inflama. Para prevenir infecciones, hay que aplicar una pomada antibiótica en la zona de la piel que te hayas cortado. Normalmente, estos pasos bastan para evitar problemas mayores, pero si el lugar sigue inflamándose o notas signos de infección, consulta con un médico.

Es obvio que no querrás repetir esta experiencia. Como en general sucede cuando estás apurado y no prestas atención, desacelera un poco cuando te subas la cremallera de los pantalones, en especial si no tienes calzoncillos puestos.

CAPÍTULO 10

"¡Si hubiera sabido entonces lo que sé ahora...!"

¿Alguna vez has deseado volver al pasado y resolver una situación difícil con los conocimientos que tienes ahora? Por supuesto que es imposible. Pero los quince hombres que hemos entrevistado para este capítulo quieren que tú te puedas beneficiar con algunas cosas que ellos aprendieron mucho más tarde. Aunque las edades van desde los veintiséis hasta los sesenta y dos años, todos experimentaron en su adolescencia muchas de las mismas preocupaciones. Aquí van algunos de los cambios que hubieran hecho si, en ese momento, hubieran sabido lo que saben ahora.

La mayoría recuerda el sentimiento de inseguridad. Si pudieran volver a su adolescencia, muchos tratarían de manejar esos sentimientos de forma distinta.

Kevin: Ojalá hubiera podido aceptarme tal cual era, con las virtudes y los defectos. A veces, son justamente las imperfecciones las que logran acercarte a los demás.

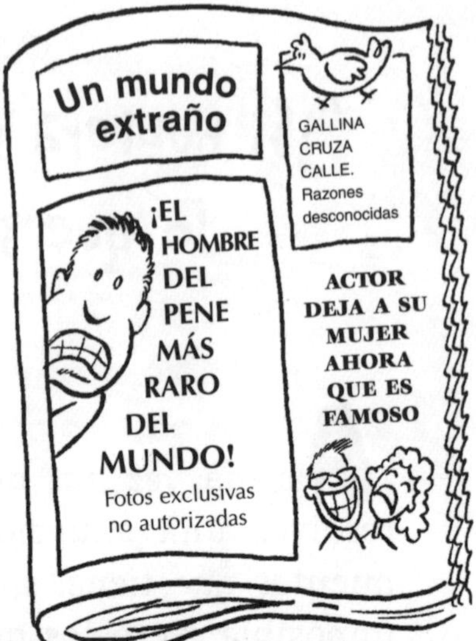
Un mundo extraño
GALLINA CRUZA CALLE. Razones desconocidas
¡EL HOMBRE DEL PENE MÁS RARO DEL MUNDO!
Fotos exclusivas no autorizadas
ACTOR DEJA A SU MUJER AHORA QUE ES FAMOSO

Jim: Lo que recuerdo de esos años es que me abrumaba la timidez. Si hubiera sabido qué poca atención les presta la gente a los defectos de los demás y qué poco importa cuando sí lo hacen, mi adolescencia hubiera sido mucho menos dolorosa.

Para otros, la falta de información tuvo un efecto negativo en la imagen que tenían de sí mismos, o contribuyó a que la adolescencia fuera un periodo mucho más difícil de lo necesario.

Brad: Yo fui el único de mi grupo de amigos que no estaba circuncidado, y siempre me pregunté por qué era diferente.

No sabía que a ellos les habían cortado la piel del prepucio a los pocos días de nacer. Me hubiese gustado contar con alguien a quien hacerle estas preguntas y saber que estar o no circuncidado no tiene la menor importancia.

Ron: Ojalá hubiera estado más informado sobre los cambios propios de la adolescencia. Como era muy tímido, no podía hacerles preguntas a los demás. Dejé de realizar muchas actividades, como los deportes, porque me sentía inseguro y con miedo de pasar por un tonto. Creo que si hubiese comprendido los cambios por los que estaba atravesando, hubiera sentido más confianza en mí mismo.

Steve: Estoy seguro de que ninguno de mis amigos pensaba que si te masturbabas te quedabas ciego o te crecían pelos en la palma de la mano. Pero yo, al menos, creía que empeoraba el acné. Y cualquier dolor de estómago o ingle que tuviera lo atribuía a la masturbación. Por suerte nunca tuve apendicitis, porque entonces es probable que me hubiese muerto con tal de mantener el secreto.

Para la mayoría, saber que las cosas iban a cambiar con el tiempo hubiera sido muy tranquilizador.

Ron: Me hubiese gustado saber, además, que no siempre iba a ser como era entonces. Los adolescentes suelen medirse por lo que no pueden hacer. No tienen en cuenta que el desarrollo físico y el intelectual no van parejos. Piensan: "Una vez tontos, entonces tontos para siempre". Es importante que no permitas a los demás ponerte una etiqueta –ni te la pongas tú mismo– basada en cómo eres en ese momento, porque las cosas cambian. Pero las etiquetas tienden a hacer que las cosas parezcan permanentes.

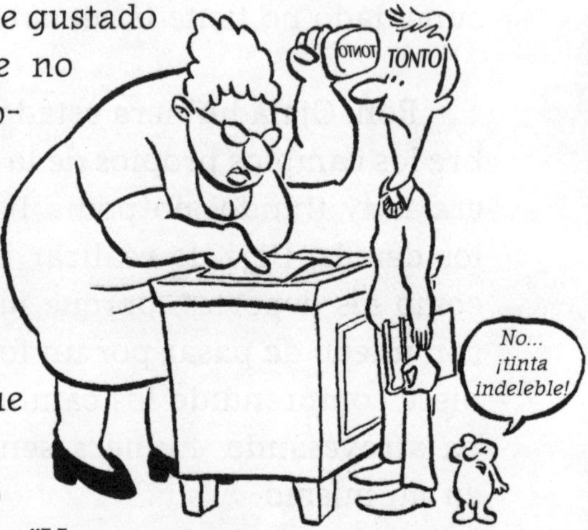

Otros sintieron que algunas de las cosas que saben ahora les hubieran ayudado a manejar mejor las dificultades típicas de la adolescencia.

Eric: Ojalá hubiera sabido que estaba bien ser diferente y no seguir a la manada. Y que estaba bien rechazar un desafío.

Kevin: Si alguien me hubiera dicho que era normal no estar seguro de lo que quería hacer cuando terminara el colegio y que, aunque lo supiera, podía cambiar de opinión más tarde si así lo deseaba, entonces me hubiera sentido muy aliviado.

A casi todos les hubiera gustado saber más sobre las mujeres: sobre su cuerpo, sus deseos y sentimientos, y cómo comportarse frente a ellas. Y si pudieran volver a vivir su adolescencia, cambiarían definitivamente algunas de las ideas que tenían sobre el sexo.

David: Ojalá no hubiera dejado que las mujeres me lastimaran con tanta facilidad. Creía que eran una especie de seres mágicos y ahora sé que tenían muchos problemas parecidos a los nuestros.

Tom: Me hubiera gustado saber más sobre los sentimientos en la primera cita con una mujer. Estaba tan asustado que no tenía confianza en mí mismo. Ojalá hubiera sabido que ella estaba tan asustada como yo.

Jerry: Si hubiera sabido que el sexo no era lo único en la vida y que ya tendría tiempo para disfrutarlo, entonces me hubieran interesado más las mujeres "serias". No hubiera sido tan tímido porque ahora sé que ellas también eran tímidas.

Neville: Ojalá hubiera tenido la oportunidad de ver fotos de cuerpos femeninos. Cuando era adolescente, había oído que ellas tenían vello púbico, pero no estaba seguro. Le pedí a una chica con la que estaba saliendo si le podía ver la parte de abajo. Estábamos en el asiento trasero del coche y como no tenía linterna encendí algunos fósforos para iluminar. La pude ver bien, pero sin querer la quemé.

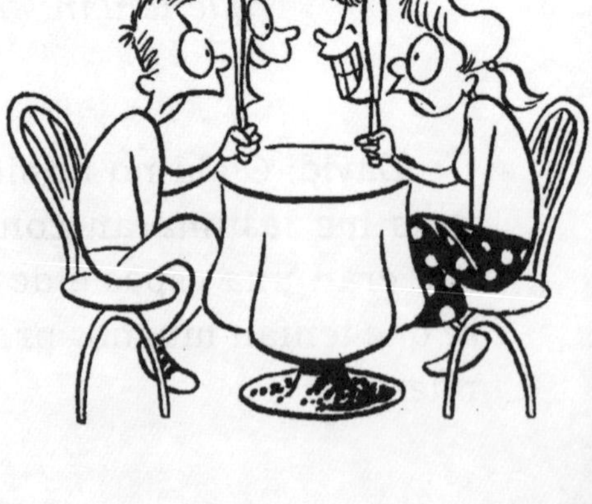

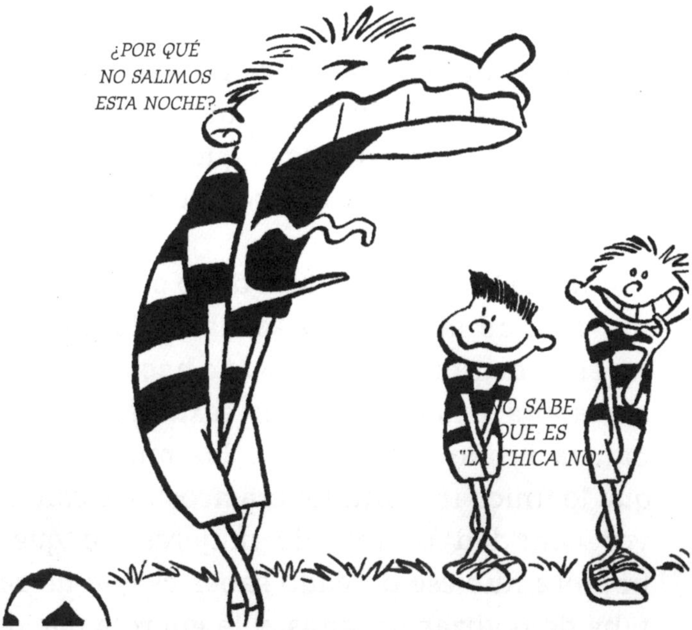

Don: Ojalá hubiera sabido que podía ser mucho más decidido e insistente con las mujeres. ¡Pero no quiero que ningún amigo de mis hijas me escuche decir esto!

Matt: Me hubiese gustado ser más valiente y encarar a las mujeres con más decisión. Era realmente tímido y no quería correr el riesgo de que me rechazaran. Ahora sé que, si me rechazaban, no me iba a morir. Si tuviera que regresar a esos años, mi filosofía sería: "El que no arriesga no gana".

Larry: Si pudiera vivir otra vez la adolescencia, me gustaría ser capaz de entender mejor a las mujeres. Aprendí que lo que dicen no es siempre lo que realmente quieren decir.

Ron: Ojalá me hubiera dado cuenta de que la mayoría de las proezas sexuales de mis amigos no eran más que mentiras. Me hacían sentir presionado a tener relaciones sexuales y deformaban la visión que tenía de las mujeres. Parecía que lo único importante era acostarte con la mayor cantidad posible de mujeres. Lo que todo hombre hubiese deseado saber es que no se trataba de realizar hazañas, y la energía que derrochábamos tratando de ser los mejores en el sexo hizo que más de uno se sintiera desdichado.

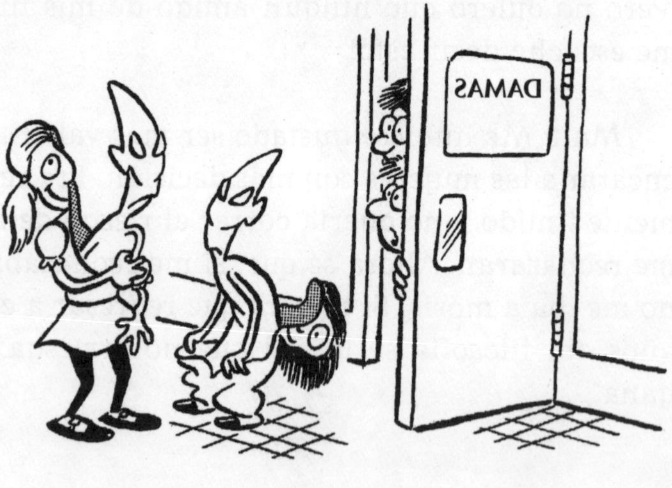

John: Ojalá hubiera sabido que tenía el resto de mi vida para disfrutar de una relación seria con una chica. Me hubiera divertido más.

Charlie: No hubiera empezado un noviazgo formal tan joven.

Steve: Con todos los cambios físicos de la pubertad, teníamos la impresión de que las chicas, en lugar de parecerse a nosotros, se transformaban en criaturas extraterrestres. Con mis amigos nos pasábamos hora tras hora especulando qué pensaban y qué planeaban hacer. Nunca se nos ocurrió que ellas compartían los mismos deseos, ambiciones e inseguridades que nosotros. Ojalá hubiera sabido que la mejor forma de entender lo que sentían era poniéndome en su lugar.

Te alegrará saber que todos ellos no sólo sobrevivieron a la pubertad sino que se convirtieron en hombres felices y triunfadores. De todos modos, siempre te resultará más sencillo si tienes a alguien con quien puedas hablar sobre las cosas que te preocupan, que tener que aprenderlas del modo más difícil. Así como los hombres que entrevistamos estaban contentos de poder compartir sus experiencias contigo, de la misma forma tu padre, algún tío o entrenador estarán dispuestos a contestar tus dudas. Todo lo que tienes que hacer es preguntar.

Índice temático

Índice general

Este libro se terminó de imprimir
en el mes de septiembre de 2005

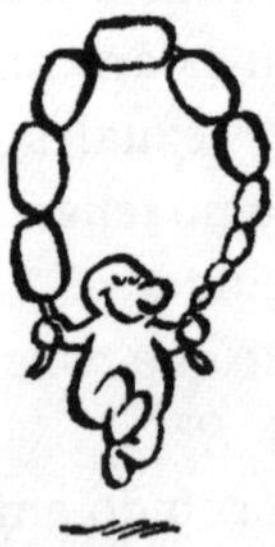